AF545778

Tanja Seehofer · Doris Iding

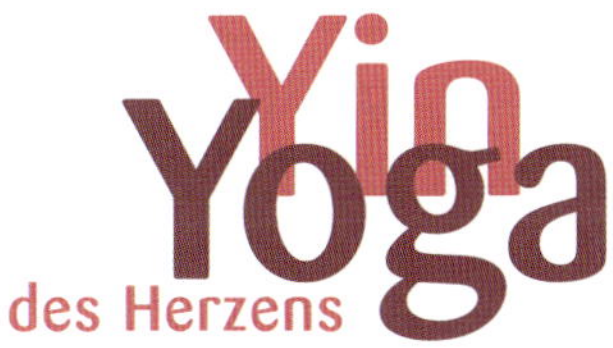

Geschmeidiger Körper. Offener Geist.

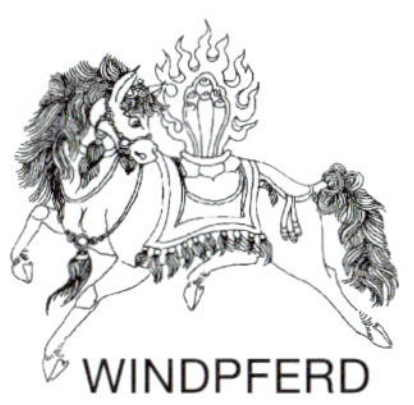

Wichtige Hinweise

Sowohl die Beschreibung der Meridiane als auch die körperlichen und seelischen Auswirkungen erheben keinen Anspruch auf Vollständigkeit. Wir verweisen hier auf spezielle Lehrbücher.
Es wurden Yogaübungen und Meditationen ausgewählt, die sich in der Praxis bewährt haben.
Dieses Buch ersetzt keine medizinisch-therapeutische Behandlung. Sollten Sie unter schwerwiegenden körperlich-seelischen Symptomen oder Beeinträchtigungen leiden, raten wir Ihnen, vor dem Beginn mit Yin-Yoga einen Arzt aufzusuchen und die Übungen mit ihm abzuklären.

3. Auflage 2018

Umschlaggestaltung: Markus Kuhn, KplusH, Agentur für Kommunikation und Design, CH-Amden
unter Verwendung eines Fotos von Christian Krinninger
Lektorat: Monika Gehle
Layout und Satz: Marx Grafik & ArtWork
Fotos im Innenteil: Christian Krinninger Photography, Schloss Blumenthal, Aichach
Illustrationen: Peter Ehrhardt
Gesetzt aus der Warnock Pro · Druck und Bindung: C. H. Beck, Nördlingen

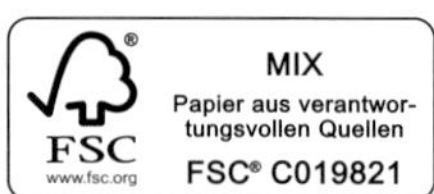

Printed in Germany
ISBN 978-3-86410-068-0
www.windpferd.de

Inhalt

Einführung

Sie halten gerade ein Buch in den Händen, das Sie in die Grundlagen des Yin-Yoga einführt und Ihnen dabei einen Weg eröffnet, der über die reine Praxis der Asanas hinausgeht. Yin-Yoga, so wie wir es verstehen, ist ein Lebensprinzip, ein Weg des Herzens, weil es über den Körper und unsere Gefühle unser ganzes Sein erreicht!

Auf den ersten Blick bietet sich Yin-Yoga als eine körperlich orientierte Yogapraxis besonders gut an, wenn Sie sich ausgebrannt fühlen und zu erschöpft sind, um abends nach getaner Arbeit eine Yang-lastige, das heißt, eine aktive und anstrengende Yogapraxis auszuüben. Durch das lange Verweilen in einer Haltung ist Yin-Yoga die ideale Praxis, um den Körper und hier insbesondere den Rücken zu entspannen und bei sich selbst anzukommen. Yin-Yoga ist ein passiver Yogastil, der in erster Linie aus solchen Asanas besteht, die ohne oder mit geringer Muskelanspannung ausgeführt werden. Die einzelnen Stellungen werden zwischen 3–5 Minuten gehalten, je nach Bedürfnis auch länger. Die Übungen wirken besonders auf den unteren Rücken, die Wirbelsäule, die Hüften, Beine und den Bauch.

Yin-Yoga wird gerne mit einer Akupunkturbehandlung verglichen, weil es den Fluss der Lebensenergie Chi durch die feinstofflichen Energieleitbahnen, die sogenannten Meridiane anregt und dadurch die Selbstheilungskräfte stimuliert. Darüber hinaus, und das macht Yin-Yoga so besonders, wirkt es auf die Faszien im Körper. Die Faszien sind jenes muskuläre, faserige, kollagenhaltige Bindegewebe, das den ganzen Körper durchdringt. Bis vor kurzem hat man ihm keine Bedeutung geschenkt. Heute aber weiß man, dass es ein dynamisches Stützkorsett für alle inneren Organe, alle Muskeln, ja sogar den ganzen Körper bildet. Heute weiß man auch, dass es das bedeutendste Sinnesorgan für die eigene Körperwahrnehmung darstellt und bei entsprechender Dehnung Schmerzen lindern und im besten Fall sogar heilen kann und uns darüber hinaus maßgeblich darin unterstützen kann, bis ins hohe Alter hinein beweglich zu bleiben. Auch die Flexibilität der Wirbelsäule und des Rückens kann durch die Dehnung der Faszien erheblich verbessert werden.

Neben den heilsamen Auswirkungen auf den Körper ist es auch die innere Ausrichtung während der Praxis, die uns darin unterstützt, einen offeneren Geist zu bekommen und – wenn wir viel Glück haben – das reine Gewahrsein zu erfahren. Da die Positionen über mehrere Minuten gehalten werden, bietet Yin-Yoga die Möglichkeit, in der Stille und bei geschlossenen Augen den eigenen Körperempfindungen, Gedanken und Gefühlen zu begegnen. Dadurch kommen wir uns selbst näher und eine heilsame Versöhnung mit dem eigenen Sein kann stattfinden. Nehmen wir dann in unsere Praxis noch die tiefe Weisheit des Yogasutra auf, die unseren Geist weitet, öffnet sich erfahrungsgemäß nach und nach unser Herz für die Selbstliebe und für die Liebe zu anderen Wesen. Deshalb bezeichnen wir diesen Ansatz als *Yin-Yoga des Herzens.* In Kontakt mit unserem Körper und verbunden mit einem weiten Geist und einem offenen Herzen fällt es uns leichter, präsent im Hier und Jetzt zu sein, sodass wir von äußeren Umständen nicht so schnell aus unserer Mitte gerissen werden.

Lassen wir uns in der Tiefe auf den Prozess ein, der durch eine regelmäßige Yin-Yoga-Praxis ausgelöst wird, lernen wir einerseits unseren Körper und seine Reaktionen auf die verschiedenen Körperhaltungen besser kennen und schulen uns auch darin zu beobachten, wie unser Geist auf die jeweilige Erfahrung antwortet, während sich eine Yin-Yoga-Asana mehr und mehr entfaltet. Dies hilft uns maßgeblich dabei, dass wir uns – auf der Matte wie im Alltag – langfristig nicht mehr so sehr mit unseren Gedanken, Gefühlen und Körperempfindungen identifizieren. Gleichzeitig ebnet sich in uns der Boden für mehr Achtsamkeit, Mitgefühl, Gleichmut und Weisheit – uns selbst und anderen gegenüber.

Yin-Yoga wird ganz entspannt und ohne Leistungsdruck praktiziert. Sind wir nicht in der Lage, uns mit Gleichmut und Selbstliebe in die einzelnen Asanas hineinzubegeben, um uns für die Erfahrung zu öffnen, bleiben wir auf einer oberflächlichen Ebene der Praxis stecken. Dann entgeht uns der Schatz, der sich offenbart, wenn wir uns tiefer einlassen: die Erfahrung des Reinen Gewahrseins.

Yin-Yoga des Herzens zeigt Ihnen somit einen Weg auf, den inneren und äußeren Kampf mit den Widersprüchen des Lebens aufzugeben und sich ganz in den Fluss des Seins hineinzubegeben. Je leichter und je öfter Ihnen dies gelingt, desto mehr sind Sie in der Lage, die Gegensätze von Anhaften und Loslassen, Freude und Schmerz, Gewinn und Verlust, Geburt und Tod anzunehmen und aufzuhören, Widerstand zu leisten gegen das Leben, so wie es ist.

Diese Entwicklung führt Sie zu sich selbst. Genießen Sie den Weg dorthin und den Moment, in dem Sie bei sich selbst ankommen. Es gibt keinen, der wichtiger und wertvoller ist, als dieser!

Zum Inhalt des Buches

Zu Beginn erfahren Sie alles rund um Yin-Yoga: seinen Ursprung, Wichtiges über die Praxis sowie die Auswirkungen auf Körper und Geist.

Im zweiten Teil lernen Sie die Verbindung von Yin-Yoga und der TCM kennen, erfahren das Wichtigste über Chi, jener Energie, die allem Leben zu Grunde liegt, die Konzepte von Yin und Yang und welche die wichtigsten Meridiane für die Yin-Yoga-Praxis sind. Im Anschluss daran vermitteln wir Ihnen wichtige Informationen über das Bindegewebe, d. h. über Faszien und Kollagen und erklären Ihnen, warum Yin-Yoga sich darauf auswirkt.

Im anschließenden Praxisteil lernen Sie die eigentliche Yin-Yoga-Praxis kennen. Dieser Teil beinhaltet eine Übungssequenz, die besonders wohltuend für den Rücken ist und die sechs Bewegungsrichtungen der Wirbelsäule beinhaltet und dadurch einen gesunden Chi-Fluss im gesamten Körper angeregt. Da Yoga ganzheitlich ausgerichtet ist, können die Asanas auch dafür sorgen, dass sich im Geist Blockaden lösen und dieser sich weitet.

Die hier vorgestellte Übungssequenz empfiehlt sich besonders, wenn Sie den ganzen Tag am PC sitzen müssen oder eine stehende Tätigkeit ausüben, bei der Rücken und Beine besonders belastet werden – und Sie sich durch einen aufreibenden oder anstrengenden Arbeitstag erschöpft fühlen. Die Sequenz ist so aufgebaut, dass Sie direkt nach der Arbeit problemlos mit dem Üben beginnen können. Sie können einzelne Haltungen herausgreifen, wenn Ihnen nur nach einer Übung zu Mute ist. Finden Sie jeden Tag aufs Neue für sich selbst heraus, was Sie gerade brauchen. Im nächsten Teil lernen Sie dann den geistigen Aspekt des Yogaweges kennen. Bestehend aus dem Yogasutra und Meditationen bietet er sich als die ideale Ergänzung zur körperlichen Yogapraxis an. Abschließend haben wir Ihnen noch verschiedene kurze Programme abhängig von Ihren körperlichen Bedürfnissen oder Ihrer psychischen Verfassung zusammengestellt.

Nun aber wünschen wir Ihnen viel Freude und Leichtigkeit beim Yin-Yoga des Herzens. Tanja Seehofer und Doris Iding

Was Ihnen dieses Buch bietet

Yin-Yoga bietet Ihnen einen Schlüssel zu mehr körperlicher Beweglichkeit und geistiger Klarheit. Es wird Sie darin unterstützen, Ihre eigenen Selbstheilungskräfte zu aktivieren und gleichermaßen Weisheit zu erlangen. Wie diese besonderen Qualitäten miteinander in Verbindung gebracht werden können, erfahren Sie in diesem Buch.

Hintergrundwissen: Informationen über die Ursprünge des jahrtausendealten Yoga sowie des modernen Yin-Yoga geben Ihnen ein grundlegendes Verständnis von Yoga. Sie erfahren auch, wie genau sich Yin-Yoga auf Ihren Körper, insbesondere auf Ihr Bindegewebe auswirkt und warum diese Praxis besonders unterstützend für Ihr gesamtes Wohlbefinden ist.

Die Basis von Yin-Yoga: Sie lernen die für Yin-Yoga wichtigen Aspekte kennen, die zum Teil aus der Traditionellen Chinesischen Medizin (TCM) stammen. Dazu gehören die Bedeutung von Chi, der alles durchdringenden Lebensenergie, wichtige Meridiane, sowie die Bedeutung von Yin und Yang. Sie lernen das Bindegewebe, die Faszien, kennen und erfahren, warum es für die Yin-Yoga-Praxis so wichtig ist.

Praxisteil: Hier erfahren Sie alles, was Sie zur Vorbereitung und Durchführung der Yin-Yoga-Sequenz brauchen, die speziell für den Rücken und die Wirbelsäule ausgerichtet ist, weil es besonders nach einem langen Arbeitstag wichtig ist, dem Rücken Flexibilität zurückzugeben und den angestauten Fluss des Chi wieder zu aktivieren. Sie erfahren, welche Meridiane angesprochen werden, wann die Yin-Yoga-Praxis besonders wirksam ist und wie Sie einen möglichst hohen Gewinn aus den Übungen erzielen können; wie die Atmung funktioniert und wie Atemtechniken den Geist beruhigen.

Der geistige Yogaweg: Mit Hilfe einer regelmäßigen Praxis können Sie Ihren Geist nachhaltig positiv beeinflussen und ihn zu einem hilfreichen Werkzeug ausbilden, anstatt sich von ihm beherrschen zu lassen. Wir vermitteln Ihnen auf verständliche Weise, wie das *Yogasutra des Patanjali* den Menschen und das Wirken des Geistes sieht und wie Sie Ihre Gedanken verändern können, um langfristig inneren Frieden zu erzielen. Einige Passagen aus dem Yogasutra beleuchten außerdem das Ziel der Yoga-Praxis und vermitteln ein tiefes und umfassendes Verständnis von Yoga als einer spirituellen Disziplin.

Yin-Yoga-Übungen für zwischendurch und den Alltag: Hier finden Sie kurze Übungssequenzen, die Sie ganz gezielt bei körperlichen oder psychischen Beschwerden einsetzen können. Eine Affirmation oder eine Coachingfrage eröffnet Ihnen zusätzlich den Raum für eine Antwort aus Ihrer inneren Quelle.

Hintergrundwissen – Der Ursprung von Yoga und Yin-Yoga

Yoga ist die Fähigkeit, sich ausschließlich auf einen Gegenstand, eine Frage oder einen anderen Inhalt auszurichten und in dieser Ausrichtung ohne Ablenkung zu verweilen.

(YOGASUTRA 1.2)[1]

Das Wort Yoga ist abgeleitet von der Wurzel „*yuj*" und bedeutet u.a. „anjochen". Es geht auf dieselbe Wortwurzel zurück wie das deutsche „Joch", das ein Geschirr aus der Landwirtschaft beschreibt, mit dem zwei Ochsen zusammen vor einen Pflug oder Wagen gespannt werden. Im Sinne des Yoga als geistige Übung ist damit gemeint, die Polaritäten von Körper und Geist, Licht und Schatten, Subjekt und Objekt zu vereinen sowie die Verbindung der individuellen Seele *Atman* mit der Weltseele *Brahman* oder Gott zu erfahren, was in der indischen Philosophie wie auch in der Mystik allgemein im Mittelpunkt spirituellen Strebens steht.[2]

Wie dies möglich ist, beschreibt das Yogasutra des Patanjali einfach und klar: nur durch persönliche Erfahrung, durch regelmäßige Praxis, Disziplin und Gleichmut! Lassen wir uns darauf ein, kann eben diese Erfahrung einen fundamentalen Sinneswandel, nämlich eine Verschiebung des eigenen Fokus von außen nach innen, nach sich ziehen – weg von der ewigen Suche nach Anerkennung durch Erfolg, weg von der Illusion, im Außen das große Glück zu finden, hin zu dem Ankommen und letztendlichem Ruhen im reinen Gewahrsein – dem Zustand von Yoga.

Wege zum Gewahrsein gibt es im Yoga viele. Yin-Yoga, so wie wir es verstehen, ist einer davon. Er gehört zu den „modernen" Yogastilen, die aber wie alle anderen auch in der alten Tradition des Hatha-Yoga verwurzelt sind. Erste Hinweise auf Asanas, die heute unter Yin-Yoga fallen, gibt es in der *Hatha-Yoga-Pradipika,* die in der zweiten Hälfte des 14. Jahrhunderts von Svatmarama verfasst wurde. In der *Pradipika* sind insgesamt 84 Körperstellungen aufgeführt, von denen aber nur 15 Asanas beschrieben werden.

Hierbei handelt es sich in erster Linie um Sitzhaltungen, die den Körper auf das lange Verweilen in der Meditation vorbereiten sollen; nur ein ruhiger und entspannter Körper erlaubt uns in einem ersten Schritt, uns durch die Öffnung nach innen unserer eigenen Gedanken, Gefühle, unbewussten Verhaltensmuster und Reaktionsweisen bewusst zu werden. In einem zweiten Schritt – voller Gnade – können wir dann in Kontakt kommen mit dem reinen Gewahrsein.

Bei diesen Yogaübungen wird der Körper in bestimmte Haltungen gebracht, um das sogenannte Chi, eine feinstoffliche Energie, die jedem Menschen innewohnt, in Fluss zu bringen. Das Chi belebt alles und bestimmt unser ganzes Sein. Schon früh wusste man um die heilende Wirkung von „Chi", das durch die Praxis von Yogaübungen stimuliert wird. In den klassischen Schriften des Yoga wurde ausführlich niedergelegt, wie wichtig es sei, die Lebensenergie bewusst zu lenken. Die Art, wie sie sich durch unseren Körper bewegt, hat nämlich unmittelbaren Einfluss darauf, ob wir uns angespannt, geschmeidig, beweglich, starr, offen oder traurig fühlen und uns dementsprechend verhalten.

Der Amerikaner Paul Grilley[3], der Begründer des Yin-Yoga, hat sich intensiv mit eben dieser Energie beschäftigt und daraus ein eigenständiges System entwickelt. Neu ist diese Praxis streng genommen nicht; sie grenzt sich aber durch Einbeziehung der modernsten medizinischen Erkenntnisse über das Bindegewebe und die tiefe Dehnung, die hier durch Yin-Yoga erzielt werden kann, deutlich gegen die heute so schnell und kraftvoll ausgeführten Yogastile ab. Grilley selbst praktizierte zunächst Asthanga-Yoga, eine sehr auf Präzision ausgerichtete Yogatradition, sowie Bikram-Yoga, das bei Temperaturen von 35 – 40 °C durchgeführt wird, damit der Körper entgiftet. Diese beiden Yogaformen sind sehr Yang-lastig und ausgesprochen dynamisch und anstrengend. Als Grilley auf den Kampfsport-Meister Paulie Zink aufmerksam wurde, der eine außerordentliche körperliche Flexibilität besitzt, ging er neue Wege: Er lernte zunächst bei Zink und später dann bei Dr. Hiroshi Motoyama, der ihm seine Kenntnis über die Meridiane, die das *Chi* in feinstofflichen Leitbahnen im Körper transportieren, vermittelte. Aus diesem Wissen und den Lehren des Dao Yoga entwickelte Grilley die moderne Praxis des Yin-Yoga, die den körperlichen und psychischen Bedürfnissen der meisten Menschen entspricht, welche sich vielfach gestresst und überfordert fühlen und sich nichts sehnlicher wünschen, als zur Ruhe zu kommen.

Für uns beschränkt sich Yin-Yoga aber nicht nur darauf, das Chi zu aktivieren oder das Bindegewebe zu dehnen; durch die in diesem Buch vorgestellte Praxis schließt sich auch der Kreis zum ursprünglichen Yoga, bei dem es um die Beruhigung des Geistes geht. Erst wenn der Geist nicht mehr permanent abgelenkt ist von äußeren Reizen, sondern still wird, dann sind wir in der Lage, im Sinne des *Yogasutra* das reine Gewahrsein zu schmecken: *„Dann ruht der Seher in sich selbst: Dies ist Selbst-Verwirklichung."* (Yogasutra 1.3[4]). Dies gelingt nur, wenn wir uns von den mentalen Mustern, die vielfach zu Leid führen, lösen, uns nicht mehr mit ihnen identifizieren.

Es ist ein hochgestecktes Ziel, sich selbst als reines Gewahrsein zu erfahren. Aber selbst wenn wir nur ab und zu, für den Bruchteil einer Sekunde oder länger, im Zustand des Yoga verweilen, werden wir einen Geschmack von unserer wahren Wesensnatur bekommen und uns nach und nach immer wieder mit ihr verbinden können. Alleine schon dadurch, dass wir uns für mehrere Minuten aus dem Trubel des Alltags, der Leistung, des Machens und des Tuns, des Wollens und des Müssens, herausziehen und vollkommen bedingungslos in einer Yin-Yoga-Stellung sind, kommen wir dem reinen Gewahrsein näher. Somit ist jede Hinwendung zu dem reinen Gewahrsein eine Hinwendung zu unserem ursprünglichen Wesenskern und somit auch ein langsames Aufgehen in den Zustand der ursprünglichen Einheit.

Die Basis von Yin-Yoga

Auch wenn es sich bei Yin-Yoga um eine relativ junge Yogarichtung handelt, so ist ihre Basis sehr alt. Die speist sich unter anderem aus Teilen der Traditionellen Chinesischen Medizin. Um ein tiefer gehendes Verständnis von Yin-Yoga zu bekommen, ist es deshalb hilfreich, die wichtigsten Bestandteile zu kennen, die wir Ihnen in diesem Teil vorstellen möchten.

Chi, die Lebensenergie

Sowohl in der jahrtausendealten *Traditionellen Chinesischen Medizin* als auch im Ayurveda und im Yoga vertritt man die Ansicht, dass der menschliche Körper von unsichtbarer Energie beseelt wird. Dieses „Etwas" gilt als Quelle aller stofflichen Manifestationen, als Lebensenergie schlechthin. Die Inder nennen es *Prana* und die Chinesen *Chi*. Man kann sich darunter eine Art Fluidum vorstellen, das allen Lebensäußerungen von Mensch, Tier und Pflanze zu Grunde liegt. Es ist die Quelle allen Lebens in uns und um uns herum. Für alles, was wir denken und fühlen brauchen wir *Chi*. Ebenso sind alle körperlichen, psychischen und geistigen Äußerungen und Funktionen Ausdruck von *Chi*. Chi brauchen wir aber auch für die Aufrechterhaltung unserer körperlichen und geistigen Gesundheit.

Man geht davon aus, dass das *Chi* durch ein Netz von feinstofflichen Leitbahnen, den sogenannten Meridianen, durch den gesamten Körper strömt. Sie sind vergleichbar mit den Nervenbahnen, aber nicht eins zu eins mit ihnen gleichzusetzen. In der Traditionellen Chinesischen Medizin werden sie als *Meridiane* und im Yoga und Ayurveda als *Nadis* bezeichnet. Sie scheinen einander zu entsprechen. Im Yin-Yoga spielt Chi eine zentrale Rolle. Aus diesem Grund schenken wir ihm an dieser Stelle mehr Aufmerksamkeit. Ab Seite 25 werden die Meridiane im Allgemeinen und später auch die für die Yin-Yoga-Praxis wichtigen Meridiane noch detailliert besprochen.

Die verschiedenen Quellen von Chi

Chi kann man physikalisch nicht nachweisen. Trotzdem geht man in der TCM genauso wie im Yoga davon aus, dass ohne Chi (oder im Yoga Prana), kein Leben möglich ist. In der TCM geht man davon aus, dass Chi verschiedene Ursprünge hat: Das dem Menschen zugehörige Chi entsteht bei der Zeugung eines Menschen, wenn das Chi von Mann und Frau zusammenkommt und an uns weitergegeben wird. Dies wird als vorgeburtliches Chi bezeichnet, weil wir es von unseren Eltern erben. Dabei handelt es sich um ein bestimmtes Quantum an *Chi,* das im Laufe des Lebens verbraucht wird. Ein bewusster Lebenswandel sorgt dafür, dass dieses Reservoir, das energetisch gesehen in der Niere gespeichert ist, langsam geleert wird. Darüber hinaus bezieht jeder Mensch das *Chi* noch aus zwei weiteren Quellen: einmal mit der Atmung aus dem Sauerstoff und zum anderen aus der Nahrung.

Tipp: Wenn Sie sich gar nicht vorstellen können, was mit Chi gemeint ist, dann empfiehlt sich diese einfache aber sehr effektive Übung, um *Chi* wahrzunehmen. Reiben Sie fünfzehn Sekunden lang kräftig die Handinnenflächen gegeneinander. Danach ziehen Sie Ihre Handflächen etwa 25 cm auseinander und halten sie auf Höhe des Bauchnabels, etwa 15 – 20 cm von Ihrem Körper entfernt. Entspannen Sie sich! Sie werden eine leichte magnetische Anziehungskraft zwischen den Handflächen spüren. Wenn es Ihnen schwerfällt, diese wahrzunehmen, führen Sie Ihre Handflächen langsam näher zusammen, bis Sie die Kraft fühlen. Spielen Sie mit dem magnetischen Gefühl, indem Sie die Hände einmal näher zusammenbringen, einmal weiter auseinanderziehen. Durch diese Übung erhöht sich der *Chi*-Fluss, und es wird Ihnen fortan leichter fallen, dieses Phänomen wahrzunehmen.

Das eigene Chi anregen

Wir können unseren Chi-Fluss ganz bewusst durch Entspannung, Meditation und auch durch Yin-Yoga verbessern. Wenn wir eine gewisse Zeitlang in einer Yin-Yoga-Stellung bleiben, kann das Chi nach einer gewissen Zeit hier nicht länger zirkulieren. Dann fließt es in das umliegende Bindegewebe. Hier sammelt es sich. Lösen wir die Haltung dann nach einigen weiteren Minuten wieder auf, ist spürbar, wie das Chi jetzt wieder fließen kann und sich – mit zunehmender Übung – im Körper verteilt. Es ist eben dieses Strömen des Chi, was uns auf so unbeschreibliche Weise berührt und gleichermaßen beseelt und wir uns, so wie der Yin-Yoga-Lehrer Josh Summers es zu sagen pflegt, „(in einem positiven Sinne) so außerordentlich zerbrechlich fühlen“.

Paul Grilley, der Begründer des Yin-Yoga, der sich intensiv mit den Meridianen beschäftigt hat, geht davon aus, dass wir den ausgeglichenen Fluss des *Chi* durch folgende Aspekte unterstützen können:

Bestimmte Asanas: Die verschiedenen Übungen sprechen ganz bewusst verschiedene Meridiane im Körper an. Deshalb kann man den Fokus auch auf ein bestimmtes Organsystem der TCM richten, welches dem Meridian zugeordnet wird. Wir haben uns für solche Asanas entschieden, die besonders den Rücken und die Beweglichkeit der Wirbelsäule unterstützten und einen gesunden Chi-Fluss im Körper anregen. Dadurch kann im Idealfall bei einer regelmäßigen und abwechslungsreichen Praxis eine vollkommene Harmonie des Chi-Flusses wiederhergestellt werden. Da Yoga ganzheitlich ausgerichtet ist, können die Asanas auch dafür sorgen, dass sich im Geist Blockaden lösen und dieser sich weitet. In den Übungen werden einige Meridian-Verläufe gleichzeitig angesprochen, da sich einige von ihnen im Körper überlappen oder parallel nebeneinander verlaufen. Deshalb werden auch verschiedene Funktionskreisläufe angesprochen.

Bewusste Atmung: Es gibt im Yoga zahlreiche Atemübungen (Pranayama-Übungen), die die Energie wieder in Fluss bringen. Sie lösen auf der körperlichen und der geistigen Ebene Reinigungsprozesse aus. Das heißt, je tiefer und bewusster unsere Atmung ist, desto mehr Energie erhalten wir. Ebenso wichtig ist hier auch die Qualität der Luft: Je besser und je reiner, desto mehr Energie, sprich desto mehr *Chi* erhalten wir über den Atem. Pranayama-Übungen werden deshalb auch besonders am frühen Morgen empfohlen, weil die Luft dann noch am meisten *Chi* enthält.

Die innere Ausrichtung: In der chinesischen und indischen Medizin geht man von einem engen Zusammenhang zwischen der inneren Haltung und der Qualität unseres Energiekörpers aus. Wer zerstreut und gestresst ist, hat einen instabilen *Chi*-Fluss und mit Energieverlust zu kämpfen. Wer dagegen bewusst ist und sich in einer inneren Balance befindet, dessen *Chi* wird leicht fließen. Yogis sind sich bewusst, dass das *Chi* immer dorthin fließt, wohin sie ihre Aufmerksamkeit lenken. Wir können unseren inneren Fokus sehr wohl darauf richten, die eigene Energie zu sammeln und zu klären, unseren Körper geschmeidiger werden zu lassen und den Geist zu weiten. Bei Menschen mit offenem Geist, die frei sind von emotionalem Ballast und körperlichen Beschwerden, wird man wenige Blockaden im Bereich des *Chi*-Flusses finden. Ein offener Geist ist in der Lage, das *Chi* besser zu halten, leichter in die Yin-Yoga-Praxis hinein zu versinken und tiefer in die Meditation zu gelangen.

Yin und Yang

Der indischen und chinesischen Medizin liegt die Annahme zugrunde, dass sich das *Chi*, sobald es sich im physischen Körper verdichtet, in Yin und Yang, sprich in zwei komplementäre Pole teilt. Das bedeutet, dass sich *Chi* ständig in abwechselnden Zyklen verteilt und sich endlos materialisiert. Obwohl beide Energien aus derselben Essenz – nämlich *Chi* – bestehen, spiegeln sie ganz unterschiedliche Qualitäten wider und sind nicht voneinander zu trennen. Sie können sozusagen als positive und negative Pole der Existenz betrachtet werden, die der ganzen Schöpfung zugrunde liegen und unseren gesamten Kosmos ausmachen.

Im Taoismus verwendet man das Bild des Kreises, um das Spiel der Polaritäten auszudrücken. Die weiße Seite spiegelt die Yang-Aspekte der Energie wider und steht für den helleren Teil, der deutlicher und leichter zu erkennen ist. Die schwarze Seite hingegen repräsentiert die Yin-Aspekte des *Chi* und steht für die Elemente, die tiefer verborgen und schwerer zu erkennen sind. Die Gegensätze werden bewusst in einem Kreis dargestellt, der auf die Einheit des Lebens verweist: im schwarzen Bereich ist ein weißer Punkt enthalten und im weißen Bereich ein schwarzer Punkt. Getrennt werden die beiden Bereiche durch eine S-Form, die das ewige Ineinanderfließen dieser beiden Energien verdeutlicht. Das eine kann nicht ohne das andere existieren: Yin nicht ohne Yang. Hell nicht ohne Dunkel. Licht nicht ohne Schatten. Alle Zustände der Existenz sind vergängliche Manifestationen von Yin und Yang.

Yin und Yang beschreiben deutlich die jeweilige Qualität von *Chi.* Yin werden solche Energien und Dinge zugeordnet, die weniger beweglich sind, kühler, eher verborgen, weiblich, der Erde näher und die sich im Zentrum befinden. Alles, was man Yang zuordnet, ist wärmer, biegsamer, männlich, dem Himmel näher und mehr an der Oberfläche. Aber auch hier sind die Begriffe und Eigenschaften nicht voneinander getrennt zu betrachten. Sie stammen aus derselben Quelle; einmal ist der eine Aspekt dominanter, ein anderes Mal der andere. Sie bleiben immer im Austausch miteinander und streben nach einem natürlichen Gleichgewicht.

Im menschlichen Körper wird Yin der unteren Hälfte zugeordnet, Yang dem Oberkörper. Jedoch wird auch die Vorderseite des Körpers als Yin bezeichnet und die Rückseite des Körpers als Yang. Als Erklärung dient der Reispflanzer, der bei der Arbeit auf dem Feld den Rücken der warmen Sonne zuwendet und den Bauch der kühlen Erde. Ebenso ist der Rücken hart (Yang) und die Körpervorderseite im Vergleich weich (Yin). Das Körperinnere ist verborgen oder näher am Zentrum, also Yin, die äußeren Schichten gehören zum Yang. Knochen und das Bindegewebe der Sehnen sind Yin und Haut, Muskulatur und Faszien Yang zugeordnet.

Unter Berücksichtigung der Yin- und Yang-Analogie wird jede Form der körperlichen Praxis, die die Muskulatur anspricht und Bewegung beinhaltet, dem Yang zugeordnet. Im Yoga sind dies u.a. Iyengar-, Anusara-, Bikram-, und Asthanga-Yoga. Auch Yin-Gewebe werden bei einer solchen Praxis gedehnt, vornehmlich aber wird das Yang gestärkt. Umgekehrt wird bei Yin-Yoga-Übungen auch Yang-Gewebe gedehnt, aber je länger der Körper bewegungslos in einer Position bleibt, umso konzentrierter ist das *Chi* in den tiefer liegenden Yin-Geweben, d.h. in Knochen und Bändern. Das Besondere an der Yin-Yoga-Praxis ist der Ausgleich: Bei Menschen mit reduziertem *Chi*-Fluss wird das *Chi* angeregt und bei denen mit einem Überschuss an *Chi* wird der Fluss zurückgenommen. Genau diese Balance ist notwendig für den Erhalt der Gesundheit.

Möchten wir gezielt mit den Yin-Geweben arbeiten, um sie in der Gesunderhaltung zu unterstützen, sollten wir wissen, dass sie etwas anderes brauchen als die Yang-Gewebe. Yin-Gewebe sind weniger elastisch und enthalten weniger Flüssigkeit als Yang-Gewebe. Dadurch müssen sie entsprechend sanft gedehnt werden (durch das Dehnen verteilt sich die Energie im gesamten Körper entspannt weiter, verteilt diese Kraft organgerecht und gleicht sie aus), um dann wieder zusammengedrückt zu werden (durch den hier entstehenden Druck des Zusammenpressens von Muskelgruppen und Organen kann sich die Nachdurchblutung im Vergleich zur normalen Durchblutung steigern.).[9] Nur so kann eine Geschmeidigkeit entwickelt und aufrechterhalten werden, die ihren natürlichen Anlagen entspricht, statt sie zu überlasten. Auf diese sanfte und behutsame Weise werden auch die Meridiane, die die Yin-Gewebe durchziehen, im positiven Sinne genährt.

Gleichzeitig muss man das Yin-Gewebe auf eine angemessene Weise auch fordern und beanspruchen, was bedeutet, dass man eine Asana länger hält, ohne dabei zu viel Druck auszuüben. Statt fließend von einer Asana in die andere zu wechseln, verweilen wir daher im Yin-Yoga mehrere Minuten in einer Position, verbunden mit einer tiefen bewussten Atmung. Es ist besonders diese unaggressive und so gar nicht leistungsorientierte, sondern mit den eigenen Körpermöglichkeiten gehende Anspannung, die es den Bändern überhaupt erst ermöglicht, nach jeder Yogastunde ein wenig geschmeidiger und gleichzeitig stärker in ihre Ausgangsposition zurückzugehen. Und es ist gerade die regelmäßige Praxis, die dazu führt, dass man die Elastizität ein ganzes Leben lang erhält. Im besten Fall kann sogar degeneratives Gewebe in bereits geschädigten Bereichen stimuliert werden und diese ausheilen. Auch die Gelenke profitieren langfristig vom Yin-Yoga, sie werden normalerweise im Laufe eines Lebens immer unbeweglicher. Yin-Yoga kann diesen Prozess verlangsamen. Das Gleiche gilt auch für die Wirbelsäule, die durch die tiefe Entspannung in den jeweiligen Stellungen den Impuls erhält, sich wieder zu regenerieren und aufzurichten, gerade bei Menschen, die stundenlang in oft rückenunfreundlichen Positionen stehen oder sitzen (müssen).

Die Meridiane

Meridiane sind feinstoffliche Bahnen, auf denen das Chi durch den Körper fließt. Das Wort Meridian ist abgeleitet von dem chinesischen Wort Ching-Lo. Ching heißt „durchleiten", Lo heißt „verbinden".

Die international bekannte und geschätzte Yin-Yoga-Lehrerin Sarah Powers bezeichnet Meridiane als Energieflüsse oder Wege, durch die kontinuierlich Chi und Blut durch den gesamten Körper fließt. Meridiane sind aber auch ein unsichtbares und umfassendes Netzwerk, das alle Substanzen und Organe miteinander verbindet. Obwohl sie für das menschliche Auge nicht sichtbar sind, verkörpern sie eine physische Realität. Eine Krankheit ist eine physische Ausdrucksweise, dem Körper und Geist zu sagen, dass die Menge oder die Qualität, die durch diese Wege strömt, nicht die richtige ist. Die Substanz und Kraft des Meridiansystems ist für die harmonische Balance auf allen Ebenen von Körper-Geist-Seele zuständig. Bevor ein Meridian mit anderen Meridianen in Balance sein kann, muss er zuerst mit sich selbst in Harmonie sein und das eigene Yin und Yang müssen sich in einer ausgewogenen Balance befinden.

Die Funktion der Meridiane:

- Transport von Chi und Blut
- die Sehnen und Knochen befeuchten
- die inneren Organe nähren
- eine innere Verbindung im Körper schaffen
- innen und außen miteinander verbinden

Das Meridiansystem ist anscheinend identisch mit den tiefsten Schichten des Bindegewebes, welches ein ähnlich umfassendes Netz bildet, den ganzen Körper durchzieht und dabei sämtliche Organe und Gewebe miteinander verbindet. Obwohl es noch zahlreiche kleine Verästelungen bei den Meridianen gibt, stellen wir auf den Abbildungen zu den jeweiligen Meridianen nur die wichtigsten Hauptbahnen vor.

Es gibt insgesamt 72 Meridiane, von denen 14 von zentraler Bedeutung sind: die 12 Hauptmeridiane und die zwei Sondermeridiane. Die 12 Hauptleitbahnen verlaufen spiegelbildlich in Längslinien auf dem Körper. Sechs von ihnen beginnen oder enden in den Füßen und sechs beginnen oder enden in den Händen. Die zwei Sondermeridiane werden als Hauptkanäle bezeichnet. Sie verlaufen mittig durch den Oberkörper und sind gemeinsam dafür zuständig, Yin und Yang im gesamten Körper zu kontrollieren. Die Meridiane des Unterkörpers werden während des Yin-Yoga stärker aktiviert als die Meridiane des Oberkörpers. Jeder Meridian hat einen Anfang und ein Ende und folgt einem klaren Weg. Die Energie fließt darin jeweils in eine spezifische Richtung; kommt es zu einem Energie-Ungleichgewicht, kann dies durch bestimmte Symptome in Verbindung gebracht werden.

Paul Grilley hat herausgefunden, dass spezifische Asanas auf bestimmte Meridiane wirken und darauf das System von Yin-Yoga aufgebaut. Zum Beispiel wirken Vorbeugen wie die Sitzende Vorwärtsbeuge *(Pashchimottanasana)* auf den Blasenmeridian. Seitliche Beugen wie *Bananasana* stimulieren den Gallenblasenmeridian. Auf den folgenden Seiten wird der Verlauf der einzelnen Meridiane aufgeführt und ihr Verlauf im Einzelnen beschrieben.

An Hand der Auflistungen können Sie erkennen, wie sich Energieblockaden der einzelnen Meridiane bemerkbar machen und wie es sich äußert, wenn dort das Chi nicht fließen kann.

Im Praxisteil des Buches finden Sie bei jeder Übung die Zuordnung zu den entsprechenden Meridianen. Sollten Sie sich an einem Tag zum Beispiel besonders über Ihren Chef ärgern und wütend sein, dann empfehlen sich besonders solche Haltungen, die den Lebermeridian ansprechen. Haben Sie hingegen mit Schlafstörungen zu kämpfen, dann empfehlen sich Asanas, die den Herzmeridian ansprechen. Ein gestauter Gallenblasenmeridian kann sich in Entscheidungsschwierigkeiten zeigen, hier kann man auch die Zickzacklinie des Meridians erkennen, ja-nein, ja-nein, ja-nein (zick-zack, zick-zack ...).

Eine Blockade im Milzmeridian kann sich in einem ewigen Grübeln oder sich grundlos Sorgen, bemerkbar machen. Dass ein ewiges sich Sorgen auf Dauer krank macht auf der geistigen, seelischen und dann auch auf der körperlichen Ebene, wissen wir ja. Auffällig ist, dass in den westlichen Ländern meist eine Leber-Chi- und ebenso eine Milz-Chi-Stagnation am häufigsten auftritt.

Den Chi-Fluss können Sie auch dahingehend noch weiter unterstützen, indem Sie sich in der jeweiligen Asana vorstellen, wie reine, klare Energie durch die Meridiane fließt, die besonders durch die jeweilige Yin-Yoga-Haltung angesprochen werden und Sie darin unterstützt, dass Blockaden aufgelost werden und alles wieder in eine harmonische Ordnung kommt. Die Kraft der heilenden Gedanken können Sie auch im Yin-Yoga sehr fördernd einsetzen.

Es wäre auch heilsam, sich hier zu fragen, warum treten solche gesundheitlichen Probleme auf. Weshalb kommt es überhaupt zu einer Blockade? Wir sind der Schöpfer, oftmals durch die eigenen Glaubenssätze, Glaubensmuster und Gefühle. Krankmachende Gedanken und Sorgen führen ganzheitlich gesehen oft zu solchen Krankheiten und auch hier haben wir die Möglichkeit, unsere unbewussten Denkweisen durch die Achtsamkeit und Stille im Yin-Yoga an die Oberfläche zu holen und sie dann ehrlich zu betrachten und zu lösen.

Der Lebermeridian

Der **Lebermeridian** beginnt an der großen Zehe (am kleinzehenseitigen Nagelwinkel), zieht über den Fußrücken, steigt am Unterschenkel hoch zur Innenseite des Kniegelenks, zieht weiter über die Innenseite des Oberschenkels zur Leiste, fließt über die Seite des Körper und endet unter dem Rippenbogen.

Hinweise auf einen geschwächten Lebermeridian können sein:

körperlich

- Schmerzen im Ober- oder Unterbauch
- Schmerzhafte Menstruation
- Untere Rückenschmerzen
- Muskelverspannungen

seelisch

- Wut, Ärger, Zorn, im Ungleichgewicht
- Sucht
- Depressive Verstimmungen, Melancholie
- Frustration, Sturheit

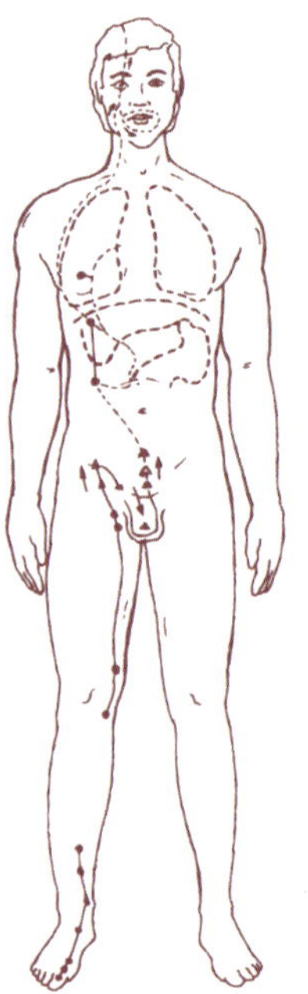

Der Gallenblasenmeridian

Der **Gallenblasenmeridian** beginnt ca. einen Querfinger entfernt am äußeren Augenwinkel (im Bereich der Schläfe) und verläuft seitlich den Körper entlang nach unten bis zur Hüfte, mehr oder weniger im Zick-Zack-Kurs. Von hier aus führt der weitere Weg über die Seite des Gesäßes zur Oberschenkelaußenseite, zieht zum Knie, fällt nun seitlich am Unterschenkel abwärts. Er endet am kleinzehenseitigen Nagelwinkel der vierten Zehe.

Hinweise auf einen geschwächten Gallenblasenmeridian können sein:

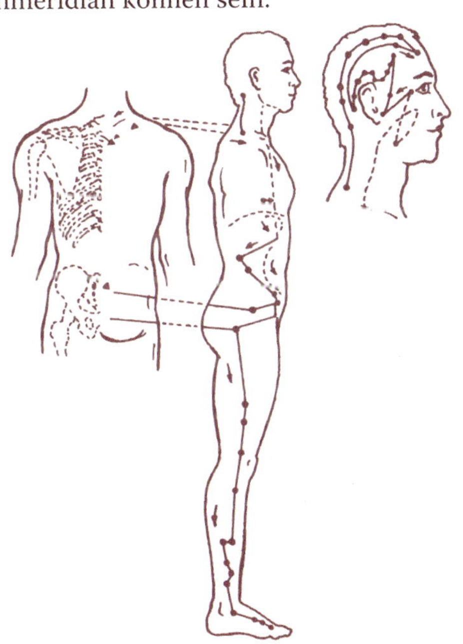

körperlich

Seitliche Kopfschmerzen
Gallenblasenbeschwerden
Meridians
Gallenblasensteine

seelisch

Wutausbrüche
Enttäuschung
Entscheidungsschwierigkeit
Unsicheres, unklares Denken

Der Nierenmeridian

Der **Nierenmeridian** nimmt seinen Anfang unter dem Vorderfuß, zwischen dem Großzehenballen und dem Kleinzehenballen in einer Grube. Er läuft dann innen am Fuß hoch (vollführt eine Schleife zwischen Innenknöchel, Achillessehne und Fersenbein), über die Innenseite des Unterschenkels und des Oberschenkels nach oben bis in die Geschlechtsteile zur Leiste. Von dort aus tritt er in die Tiefe des Beckens ein und geht entlang der Mittellinie des Körpers nach oben (den Bauch aufwärts bis zum Rippenbogen) und endet direkt unter dem Schlüsselbein.

Hinweise auf einen geschwächten Nierenmeridian können sein:

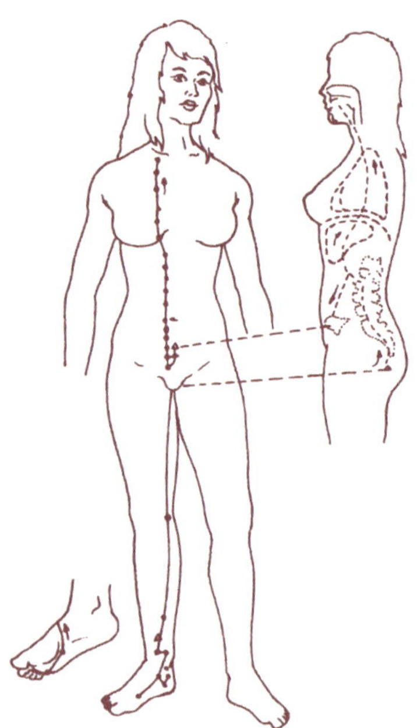

körperlich

Häufiges (nächtliches) Wasserlassen
Impotenz und Probleme im gynäkologischen Bereich
Kälteempfindlichkeit
Schmerzen im Meridianbereich

seelisch

Angst
Große Furcht
Schwacher Wille
Mangelnde Standfestigkeit

Der Blasenmeridian

Der **Blasenmeridian** verläuft vom inneren Augenwinkel über Stirn und Hinterkopf zum Nacken, von dort aus in zwei geteilten Bahnen über den gesamten Rücken, über das Gesäß bis zur Gesäßfalte und mittig die Oberschenkel entlang nach unten. Er endet an der Außenkante des kleinen Zehs (äußerster Nagelwinkel).

Hinweise auf einen geschwächten Blasenmeridian können sein:

körperlich

Rücken- und Nackenschmerzen,
Häufige Blasenentzündung
Brennen beim Wasserlassen
hormonelle Störungen

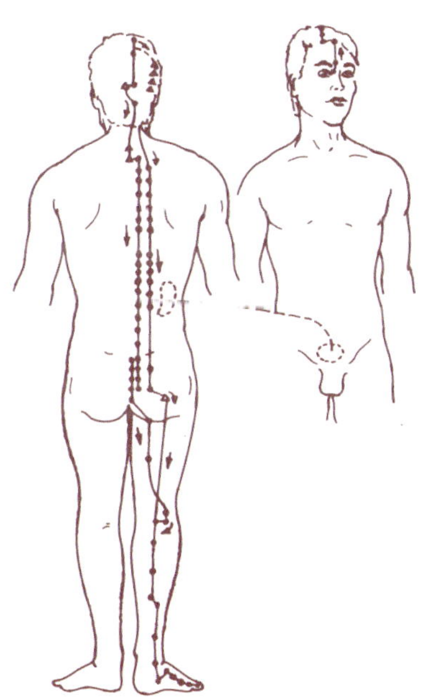

seelisch

Diverse Ängste
Schwacher Wille
Identifizierung mit der Opferrolle
Überhöhte Erwartungshaltung

Der Milzmeridian

Der **Milzmeridian** beginnt an der Innenseite der großen Zehe und geht über den Innenknöchel zur Innenseite des Unterschenkels. Am Oberschenkel läuft er leicht diagonal zur Leiste, weiter über Bauch und Brust bis zum untersten Punkt der Lunge und von dort aus in einem großen Bogen zum Punkt in der Achselhöhle; von dort fließt er in einem spitzen Winkel nach unten und endet im Zwischenrippenbereich.

Hinweise auf einen geschwächten Milzmeridian können sein:

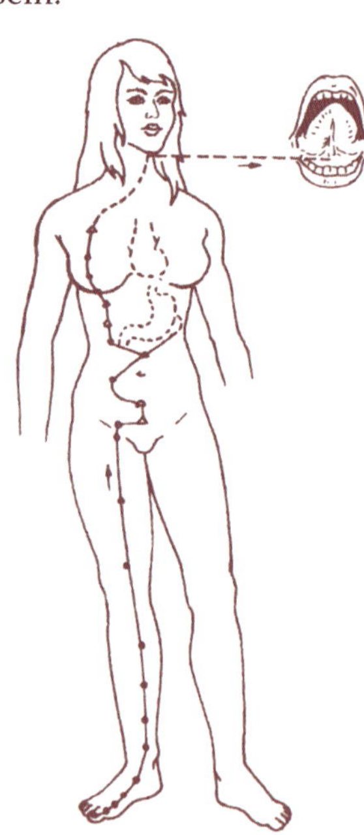

körperlich

Verdauungsstörungen
Übelkeit, Erbrechen
Völlegefühl
Abwehrschwäche

seelisch

Grübeln
Grundloses sich Sorgen machen
Stimmungsschwankungen
Fixe Ideen (spleen = engl. Milz)

Der Magenmeridian

Der **Magenmeridian** beginnt unter der Augenmitte und verläuft in einem u-förmigen Bogen zur Schläfe. Von der Wange führt er über den Hals zum Brustkorb, zieht sich von dort zum Bauch, weiter an der Vorderseite des Oberschenkels zur äußeren Seite des Knies bis zum Fußrücken. Er endet am äußeren Nagelwinkel des zweiten Zehs.

Hinweise auf einen geschwächten Magenmeridian können sein:

körperlich

- Bauchbeschwerden
- Verdauungsbeschwerden
- Blähungen und Erbrechen, Übelkeit
- Schmerzen im Meridianverlauf

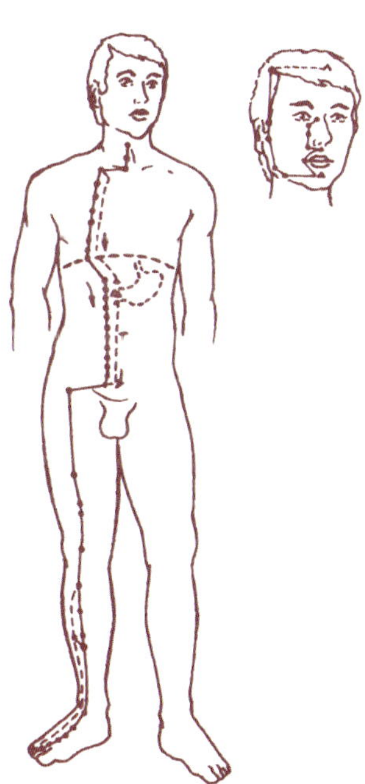

seelisch

- Stress und Übererregung
- Mangelnde Konzentration
- Zerstreutheit
- Depressive Verstimmung

Der Herzmeridian

Der **Herzmeridian** beginnt mittig in der Achselhöhle und läuft über die Arminnenseite zum Ellenbogen, über den Unterarm bis zum Handgelenk, der Handfläche und endet am ringfingerseitigen Nagelwinkel des kleinen Fingers.

Hinweise auf einen geschwächten Herzmeridian können sein:

körperlich

Nachtschweiß
Schlafstörungen
Müdigkeit
Kurzatmigkeit

seelisch

Gefühllosigkeit
Gefühle von Einsamkeit
Abgrenzungsschwierigkeiten
Geringes Selbstwertgefühl

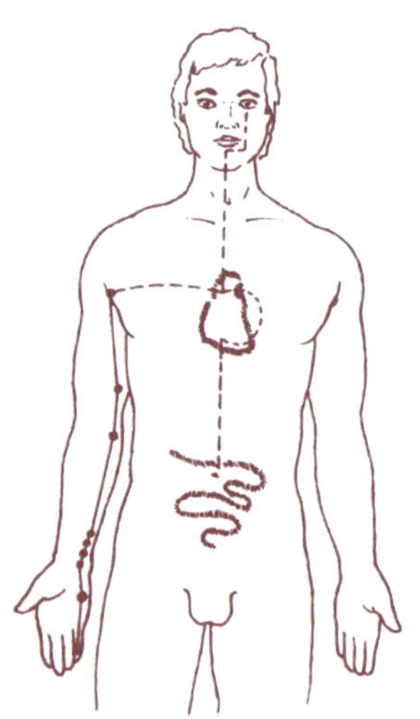

Der Dünndarmmeridian

Der **Dünndarmmeridian** beginnt am äußeren Nagelwinkel des kleinen Fingers, verläuft an der Außenseite des Unterarms über den Ellenbogen und geht über den Oberarm zur Außenseite der Schulter. In einer Zickzacklinie läuft er weiter in Richtung oberes Schulterblatt, über den seitlichen Nacken, vom Hals bis zum Kiefergelenk in die Mitte der Wange und von dort aus zurück bis zur Mitte des Ohrs.

Hinweise auf einen geschwächten Dünndarmmeridian können sein:

körperlich

- Magenprobleme, Bauchschmerzen
- Durchfall und Blähungen
- Nacken- und Schulterschmerzen

seelisch

- Unzufriedenheit
- Kritiksucht
- Geschwätzigkeit
- Selbstherrlichkeit

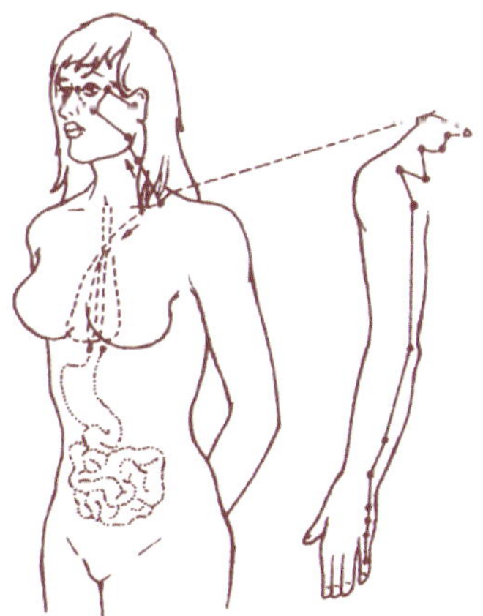

Der Lungenmeridian

Der **Lungenmeridian** beginnt unterhalb des Schlüsselbeins und läuft über die Innenseite des Oberarms zur Ellenbeuge; dann geht es den Unterarm entlang bis zur Pulstaststelle, weiter an der Daumenseite des Handgelenks bis zum Endpunkt am Nagelbett des Daumens (Außenseite).

Hinweise auf einen geschwächten Lungenmeridian können sein:

körperlich

- Asthma, chronischer Husten, Bronchitis
- Häufige Erkältungskrankheiten, Halskratzen
- Probleme mit Haut und Schleimhaut
- Frösteln

seelisch

- Innere Leere
- Andauernde (uralte) Trauer
- Schüchternheit
- Diverse Ängste

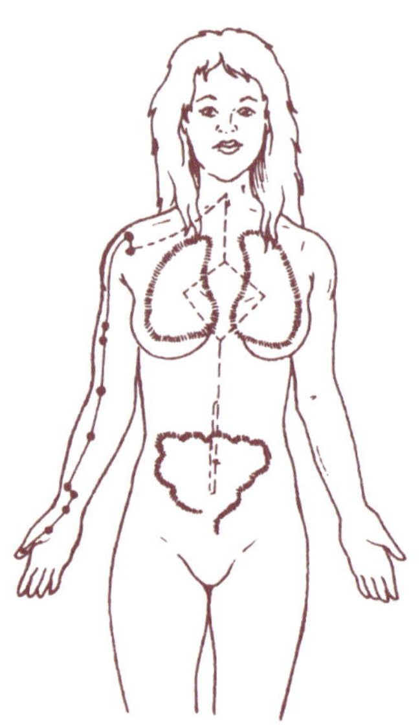

Der Dickdarmmeridian

Der **Dickdarmmeridian** läuft vom daumenseitigen Nagelwinkel des Zeigefingers aus über den Handrücken die behaarte Seite des Unterarms hinauf, dann den Oberarm hoch zu Schulter und Hals, über den Unterkiefer hinauf zum Nasenflügel auf der Höhe des Naseneingangs.

Hinweise auf einen geschwächten Dickdarmmeridian können sein:

körperlich

- Häufige Erkältungskrankheiten
- Halsbeschwerden
- Störungen der Darmflora
- Hautprobleme (Akne, Pickel)

seelisch

- Großes Sicherheitsbedürfnis
- Angst vor dem Loslassen
- Schuldgefühle
- Sorgen

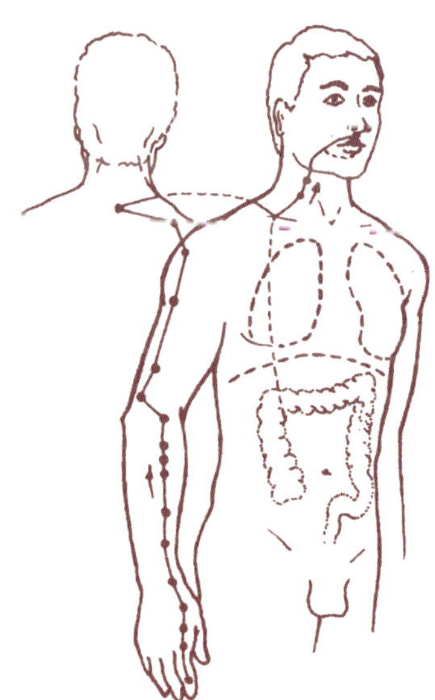

Der Herzbeutelmeridian

Der **Herzbeutelmeridian** beginnt in der Brust seitlich der Brustwarze und ist dort mit dem Herzbeutel verbunden. Sein Weg führt an der Innenseite des Ober- und Unterarms über das Handgelenk bis zur Handinnenfläche und endet an der Fingerspitze des Mittelfingers.

Hinweise auf einen geschwächten Herzbeutelmeridian können sein:

körperlich

- Schwindel, Durchblutungsstörungen
- Kältegefühl
- Schmerzen im Herzbereich
- Magenprobleme

seelisch

- Selbstzweifel
- Depression
- Desinteresse an Neuem
- Starrsinn

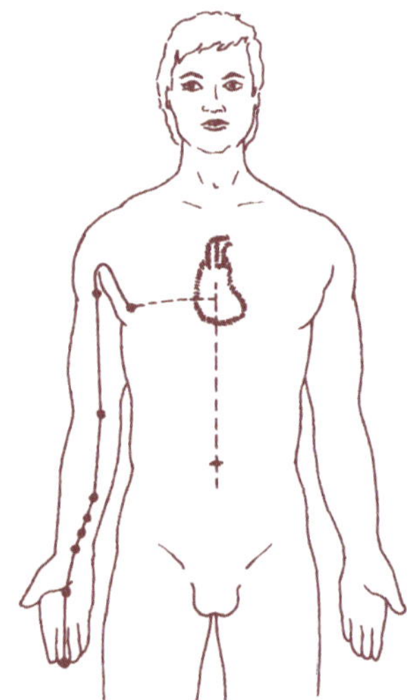

Der Dreifacher-Erwärmer-Meridian

Der Dreifacher-Erwärmer-Meridian beginnt an der Rückseite des Ringfingers, läuft über Handrücken und Handgelenk den Unterarm hinauf, über den Ellenbogen und die hintere Seite des Oberarms bis zur äußeren Schulter. Er endet am äußeren Ende der Augenbraue.

Hinweise auf einen geschwächten Dreifacher-Erwärmer-Meridian können sein:

körperlich

Schilddrüsenprobleme
Nackenbeschwerden
Probleme im Bauchbereich
Unterleibsbeschwerden

seelisch

Depression
Verzweiflung
Halsstarrigkeit
Misstrauen

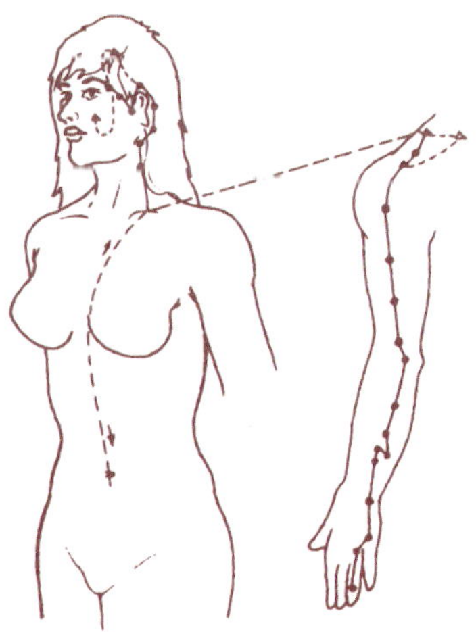

Faszien & Co

Ähnlich wie Chi und die Meridiane, so spielen auch die Faszien für Yin-Yoga eine wichtige Rolle, weil Yin-Yoga wie keine andere Yogapraxis auf die tiefer liegenden Schichten unseres Bindegewebes, die Faszien, wirken. Faszien durchdringen den Körper gleichermaßen, erleichtern die Bewegungen und sorgen für eine reibungslose Bewegung über und um die Organe. Gleichzeitig halten sie die Knochen durch Sehnen, Bänder und Knorpel zusammen und durchdringen sogar die Blutgefäße.

Das Wort „Faszie“ stammt aus dem Lateinischen und wird mit „Band“ übersetzt. Faszien sind Bänder und Sehnen, die Knochen bzw. Gelenke mit den Muskeln verbinden und sämtliche Muskelgruppen umhüllen, von der kleinsten bis in die größte Muskelfaser. Dabei bilden sie eine Art Scherengitterstruktur. Durch ihre Struktur und die Körperflüssigkeit, die zwischen den Fasziengittern vorhanden ist, stabilisieren sie den Muskel und gewährleisten auf diese Weise, dass sich der Muskel bei verschiedenen Impulsen wie Beugung oder Streckung verändern kann. Der enorme Bewegungsradius wird überhaupt erst durch die Gitteranordnung möglich.

Die Faszien im Bewegungsapparat spielen eine besonders wichtige Rolle, weil sie für die Schmerzen verantwortlich sind. Diese entstehen zum Beispiel, wenn es durch eine bestimmte Sportart immer nur zu einer einseitigen Belastung der Faszien kommt. Muskeln übertragen die Kraft auf die Faszien auch niemals nur an einer Stelle, sondern sie können auch benachbarte Muskel oder Muskelgruppen übergehen. Das erklärt, warum Schmerzen nicht immer an dem Ort spürbar sind, wo sie entstehen, sondern sich an einer ganz anderen Stelle bemerkbar machen.

Mittlerweile hat man herausgefunden, dass die Faszien in bestimmten Linien, sogenannten „myofaszialen Ketten“ durch den Körper laufen. Sie befinden sich in verschiedenen Bereichen und laufen teilweise entlang der Meridiane. Dass Faszien im Vergleich zu Muskeln zäh und schwer dehnbar sind, hängt mit ihrer Konsistenz zusammen. Sie bestehen hauptsächlich aus Kollagen und werden gerne mit Klebstoff verglichen, dessen Aufgabe darin besteht, Widerstand gegen Dehnung zu entwickeln und uns Spannung zu schenken. Geht es unseren Faszien gut, haben wir kräftige Zähne und unsere Haut wirkt frisch und rosig. Wenn das Gegenteil der Fall ist, dann wirkt die Haut spröde und Falten entstehen.

Dass Yin-Yoga eine tiefe Wirkung auf die Faszien hat, hat folgende Ursache: Auf Grund seines hohen Kollagenanteils ist das Bindegewebe nicht sehr elastisch, sondern eher zäh und faserhaltig. Deshalb braucht es im Vergleich zu Muskeln relativ lange, bis es auf den Impuls einer Dehnung reagiert. Deshalb kann es manchmal passieren, dass man mit Erstaunen feststellt, dass man trotz intensiver Yogapraxis, in der die Asanas mit viel Muskelkraft ausgeführt werden, nicht unbedingt beweglicher geworden ist. Das hängt dann damit zusammen, dass hauptsächlich die Muskulatur beansprucht worden ist, nicht aber das Bindegewebe. Das bedeutet, dass Faszien nur auf einen gleichmäßigen Zug in einem entspannten Zustand der Asanas reagieren; die Reaktion stellt sich frühestens nach drei Minuten in den tieferen Schichten ein und ist nach maximal zehn Minuten abgeschlossen.

Yin-Yoga-Stellungen wirken darüber hinaus aber auch stärkend auf das Immunsystem, das Atmungs- und Kreislaufsystem, stabilisieren das ganze Nervensystem, verändern nachhaltig unser Gehirn und halten es jung. Jung und beweglich hält es aber vor allen Dingen auch unseren Körper. Deshalb ist es gut zu wissen, dass unser Bindegewebe unser ganzes Leben lang eine Rolle für unsere Beweglichkeit spielt. Deutlich wird dies an einem Neugeborenen. Es besitzt 80 Prozent Wasser im Körper, das überwiegend im Bindegewebe gebunden wird. An Babys kann man erkennen, wie beweglich gedehnte Faszien machen, Neugeborene verfügen über eine sehr gute Elastizität. Ein älterer Mensch hingegen kommt nur auf etwa 50 Prozent Wassergehalt, wirkt mit zunehmendem Alter unbeweglich und spröde, was ebenfalls deutlich macht, dass Faszien, die nicht gedehnt werden, an Flexibilität verlieren.

Bereits ab dem 30. Lebensjahr verliert das Bindegewebe an Elastizität. Deshalb kann Yin-Yoga dem Alterungsprozess an dieser Stelle besonders entgegenwirken.[6] Untersuchung haben gezeigt, dass sich neben dem Alter auch das Ausmaß an Aktivitäten auf das Bindegewebe auswirken und sich auch Stress oder eine nervliche Überbelastung tief ins Bindegewebe eingraben kann, weil 80 Prozent aller freien Nervenenden im Bindegewebe liegen und sich nachteilig auf Körper und Geist auswirken. Umgekehrt wirken somit auch positive Impulse auf unser Bindegewebe. Hierzu zählen neben einer regelmäßigen Yin-Yoga-Praxis auch die Gedanken, die wir während der Praxis haben. Diese sollten nach Möglichkeit von Wohlwollen, Mitgefühl und Liebe für unsere eigene Person geprägt sein.

Wunderwerk Wirbelsäule

Der Schwerpunkt der Übungsreihe in diesem Buch ist dem Rücken gewidmet, weil Probleme mit der Wirbelsäule, Schmerzen und Verspannungen in diesem Bereich, zu einer regelrechten Volkskrankheit geworden sind und die regelmäßige Yin-Yoga-Praxis hier Abhilfe schaffen kann. Häufige Ursachen für Rückenschmerzen sind eine einseitige Haltung, durch das lange Sitzen vor dem PC, Autofahren, zu wenig Bewegung oder sitzende Tätigkeiten ohne entsprechenden körperlichen Ausgleich.

Schenken wir unserem Rücken mehr Beachtung, dann wird schnell offensichtlich, dass es sich hierbei um ein wahres Wunderwerk handelt, das wir hegen und pflegen sollten wie einen Schatz. Unser Rücken gibt uns Aufrichtung und Stabilität. Und er schützt unsere empfindlichsten Nervenbahnen, das Rückenmark. Gleichzeitig muss er samt Muskeln und Bändern aber auch über ein hohes Maß an Flexibilität verfügen, damit wir uns strecken, dehnen und beugen können. Ein indisches Sprichwort hebt die zentrale Bedeutung der Wirbelsäule hervor: „Die Beweglichkeit seiner Wirbelsäule verrät das wahre Alter eines Menschen."

Da es im Yoga auch darum geht, den Körper möglichst lange jung und gesund zu erhalten, wird verständlich, warum die Wirbelsäule hier eine wichtige Rolle spielt. Sie spiegelt genauso wie der Darm viele Bereiche unseres Körpers wieder: Gesundheitliche Probleme im Bereich der Wirbel beeinträchtigen auch die einwandfreie Funktion der Organe und wirken sich somit auf unseren Gesamtorganismus und somit auch auf unser vollständiges Wohlempfinden aus. Umgekehrt tun wir unserem Körper unendlich viel Gutes, wenn darauf achten, dass unser Rücken genug Dehnung erfährt, die Muskulatur gut ausgebildet ist und wir gleichzeitig dafür sorgen, dass seine Flexibilität erhalten oder wieder hergestellt wird.

Die Wirbelsäule & Yin-Yoga

Während in vielen Yogastilen besonders auf einen geraden Rücken geachtet wird, legt das Yin-Yoga Wert darauf, dass die Wirbelsäule während der Praxis niemals gerade ist, weil der Rücken durch die Beugung flexibler wird.

Viel wichtiger ist es, weich in die Übungen hineinzugehen und die Wirbelsäule so weit wie möglich zu beugen, ohne sie zu überdehnen. Eine tiefere Dehnung der Wirbelsäule führt zu einer Tiefenwirkung in den umliegenden Gewebsschichten. Besonders die Lendenwirbelsäule profitiert von mehr Flexibilität.

Hingegen stärkt ein gerader Rücken während der Asana die Muskulatur und verhilft zu einer aufrechten äußeren Haltung, was sich auch auf die eigene innere Aufrichtung auswirkt. Das ist ein erstrebenswertes Ziel: Da die Lendenwirbelsäule schon von Natur aus kraftvoll ist, betonen Yang-ausgerichtete Asanas die Stabilität noch zusätzlich.

Durch Yin-Yoga-Übungen können wir aber mehr Flexibilität schaffen. Grundsätzlich gilt aber: Flexibilität und Stärke bilden die ideale Kombination, sowohl körperlich als auch geistig. Aus diesem Grund ist eine ausgewogene Yin- und Yang-Yoga-Praxis zu empfehlen. So wie bei allem gilt auch im Yoga das rechte Maß und der Mittlere Weg.

Praxisteil

Rollen Sie Ihre Yogamatte aus und fangen Sie am besten jetzt gleich mit der Praxis an. Nach und nach werden Sie ein Gespür dafür entwickeln, wann für Sie die beste Zeit für die Yin-Yoga-Praxis ist. Da die hier vorgestellte Übungssequenz sich besonders für den Rücken eignet, empfehlen wir sie gerne nach einem langen Arbeitstag. Sie bekommen verschiedene Anregungen, aber am wichtigsten ist, dass Sie selbst immer wieder in Ihren Körper hineinspüren und darauf hören, was Sie gerade brauchen.

An manchen Tagen werden Sie vielleicht gar keine Lust haben, die ganze Übungssequenz zu machen und froh sein, dass Sie es überhaupt zu drei Übungen gebracht haben. Weniger ist manchmal mehr. Und im Yoga ist weniger immer noch besser als gar nichts. Es heißt, dass 10 Minuten Yogapraxis am Tag bereits ausreichen, um langfristig einen positiven Einfluss auf Ihren Körper zu erzielen. Am besten aber ist es, wenn Sie jeden Tag eine halbe Stunde für Ihre Praxis einplanen. Früher oder später werden Sie dankbar dafür sein, dass Sie es sich wert waren, sich ein paar Minuten Zeit, oder besser noch eine halbe Stunde für sich selbst zu nehmen. Spätestens aber werden Sie merken, dass sich die Praxis lohnt, wenn akute Rückenschmerzen verschwinden, Sie sich entspannter fühlen und Sie besser schlafen werden, Sie nicht bei jeder Kleinigkeit aus der Haut fahren und wieder mehr Freude am Leben haben.

Praktische Tipps zum Üben

Sorgen Sie als Erstes dafür, dass Sie ungestört sind beim Üben. Als nächstes schauen Sie, dass Sie alle Utensilien wie eine Yogamatte, eine Decke, ein Kissen und ein Meditationsstühlchen bei sich haben, damit Sie während des Übens nicht aufstehen müssen.

Finden Sie den richtigen Zeitpunkt

Sie können Yin-Yoga jederzeit machen, es hat immer eine positive Wirkung. Um nach der Arbeit zu relaxen, ist es ideal, die Sequenz direkt zu üben, wenn Sie nach Hause kommen. Sie bietet einen idealen Ausgleich, wenn Sie sich angespannt, müde oder überfordert fühlen, wenn Ihr Körper durch langes Sitzen oder Stehen belastet oder wenn Ihr Geist durch die allgegenwärtige Reizüberflutung strapaziert wurde. Sie entspannen den Körper, dehnen Muskeln und Faszien, weiten den Geist. In diesen kostbaren Minuten können Sie sich ganz auf sich selbst besinnen und all das loslassen, was Sie über den Tag angesammelt haben.

- Machen Sie sich bewusst, dass Sie mit Yin-Yoga aus dem Berufshamsterrad aussteigen, um wieder zu sich selbst zu kommen.

Geben Sie sich genug Zeit

Wir leben in einer Leistungsgesellschaft und haben die Tendenz, immer sofort alles perfekt machen zu wollen. Darum geht es im Yin-Yoga überhaupt nicht! Es geht ums Sein und nicht ums Machen.

- Beginnen Sie langsam mit den Übungen und achten Sie auf die Signale Ihres Körpers. Vielleicht reichen ein bis zwei Minuten in einer für die Leisten ungewohnten Dehnung vollkommen für den Anfang.

Fangen Sie einfach an

Machen Sie sich mit den einzelnen Asanas vertraut, bevor Sie die ganze Übungssequenz ins Auge fassen. Wenn Sie die Stellungen kennengelernt haben, wird es Ihnen leichter fallen, in ihnen loszulassen.

- Schauen Sie die Übungen nach dem Lustprinzip durch und beginnen Sie mit der Asana, die Sie spontan am meisten anspricht

Üben Sie regelmäßig

Bereits im *Yogasutra des Patanjali* wird an verschiedenen Stellen *Sadhana,* eine regelmäßige und ernsthaft durchgeführte Übungspraxis empfohlen. *Sadhana* ist ein Schlüsselbegriff im Yoga. Ohne die aufrichtige Bemühung um Fortschritte auf körperlicher und geistiger Ebene wird sich ein langfristiger Erfolg nicht einstellen. Die *Sadhana*-Praxis verlangt von den meisten Menschen eine gewisse Selbstüberwindung und konstante Disziplin. Es ist nicht immer einfach, wirklich jeden Tag die Zeit zu finden, eine halbe bis eine Stunde Yoga zu üben oder 20 Minuten zu meditieren. Versuchen Sie es am besten immer zur gleichen Zeit. Dann wird die Praxis zu einem unverzichtbaren Teil Ihres täglichen Ablaufs werden.

- Damit sich die positive Auswirkung der Praxis in Ihrem Gehirn verankern kann, sollten Sie mindestens 30 Tage lang konsequent üben, da Ihr ganzes System erst nach 21 Tagen neue Verhaltensweisen verinnerlicht hat.

Belohnen Sie sich

Wenn es Ihnen schwerfällt, täglich zu praktizieren, ist es umso wichtiger, dass Sie sich selbst dafür belohnen und wertschätzen.

- Belohnen Sie sich am besten direkt auf der Matte, indem Sie sich innerlich zulächeln. Das wirkt sich positiv auf Ihr Gehirn aus und entspannt Körper, Seele und Geist gleichermaßen.

Entwickeln Sie eine ausgewogene Yin- & Yang-Yoga-Praxis

Yin-Yoga stellt eine ideale Ergänzung zur herkömmlichen Praxis dar. Als Anfänger(in) sollten Sie Yin-Yoga-Haltungen mit Yang-Übungen kombinieren, um einen gesunden Ausgleich zu schaffen. Mit der Zeit und einem wachsenden Gefühl für die Bedürfnisse Ihres Körpers können Sie dann selbst erspüren, wann es Zeit ist für eine Yin-Yoga-Stunde und wann Ihr Körper nach mehr Yang-Praxis verlangt. Gestalten Sie Ihre Yogapraxis so, dass sie die Seite in Ihnen zum Klingen bringt, die Ihnen nicht so vertraut ist. Es ist zwar viel leichter, dem nachzugehen, was Sie bereits können, aber für Ihr körperliches und geistiges Wohlbefinden insgesamt ist es besser, all Ihre Qualitäten – die geübten und weniger geübten – in eine Balance zu bringen. Wenn Sie sportlich, sehr schnell und beweglich sind, d. h. viele Yang-Qualitäten ausgeprägt haben, fühlen Sie sich wahrscheinlich eher zu einer sportlichen Yogapraxis hingezogen. Hier wäre es aber gerade angezeigt, einmal eine solche Praxis mit einzubeziehen, durch die Sie mehr zur Ruhe kommen, loszulassen und zu lauschen, um so Ihre Yin-Qualitäten wahrzunehmen und zu stärken. Dasselbe gilt auch umgekehrt: Sollten Sie von Natur aus eher still, passiv, empfangend sein, sowieso bereits mehr Yin-Qualitäten ausgeprägt haben, wäre es für Ihre eigene Balance von Vorteil, eine regelmäßige Yang-Praxis auszuüben, um den Gegenpol zu stärken

- Betrachten Sie Ihr Leben einmal aus der Sicht von Yin und Yang und überlegen Sie, was es braucht, um in eine möglichst ausgewogene Balance zu kommen.

Wann Sie nicht üben sollten!
Auf die Yogapraxis verzichten sollten Sie bei Entzündungen im Körper, bei Grippe, Erkältung, nach Operationen, akuten Erkrankungen im Bewegungsapparat wie einem Bandscheibenvorfall, Problemen mit dem Ischias oder nach einem Schlaganfall etc.

- Sprechen Sie gegebenenfalls mit Ihrem behandelnden Arzt, um sicherzugehen, dass Ihrer Yogapraxis aus medizinischer Sicht nichts im Wege steht.

Einnehmen – Stillwerden – Ankommen

Die Stellung sollte stabil und leicht sein.
Indem wir alle Anspannung loslassen,
können wir uns auf das Unendliche ausrichten.
(YOGASUTRA 2.46 – 2.47[10])

Die Asanas im Yin-Yoga werden bewusst ohne große Kraftanstrengung eingenommen. Im Vergleich zu anderen Yogastilen, die aktiv und zum Teil mit viel Muskelkraft ausgeführt werden, verhält man sich im Yin-Yoga bewusst passiv. In der Position selbst bleibt man nach Möglichkeit drei bis fünf Minuten, manchmal auch noch länger, dabei aber ganz im Sinne des *Yogasutras,* nämlich so, dass die Stellung leicht **und** stabil ist.

Mit fortschreitender Praxis werden Sie feststellen, dass es anfangs vielleicht ungewohnt für Sie war, eine Stellung so lange zu halten, aber dass Sie es mit der Zeit als eine Wohltat empfinden, sich in die Asana hineinzubegeben, loszulassen und eins zu werden mit dieser Stellung, mit Körper und Geist.

Die Ausführung der einzelnen Yin-Yoga-Haltungen wird in verschiedene Phasen unterteilt:

Einnehmen der Position: Sie gehen zu 80 Prozent in die beschriebene Haltung hinein, um erst einmal „anzukommen“ – ohne übermäßige Anstrengung. Die Haltung sollte immer noch gleichermaßen leicht und stabil sein.

Stillwerden in der Haltung: Sie verweilen so ruhig wie möglich in der Haltung. Je mehr Sie vermeiden, sich hin und her zu bewegen und je besser es Ihnen gelingt, sich in die Haltung hinein zu entspannen, desto tiefer wird die Wirkung der Übung sein. Je ruhiger der Körper und je entspannter hier besonders die Muskeln gehalten werden, desto leichter werden Sie nach und nach automatisch in die Stellung hineinschmelzen, desto tiefer wird die Dehnung im umliegenden Gewebe sein und desto weiter wird dann auch der Geist.

Versuchen Sie, an diesem Punkt mit Ihrer ganzen Aufmerksamkeit nach innen zu gehen und Ihren Körper von dort aus wahrzunehmen. Wenn Sie im Sinne des *Yogasutra* üben, darf die stabile Haltung nicht zu einer körperlichen Verspannung führen und der Geist durch die Entspannung nicht müde oder träge werden, sondern – im Gegenteil – wach. In der Haltung still zu sein bedeutet, nach Möglichkeit mit einem entspannten Körper und einem wachen Geist ganz im gegenwärtigen Moment zu sein.

Diese Ausgewogenheit in Körper und Geist können Sie erreichen, indem Sie sämtliche Reaktionen – auch die des Atems – in den verschiedenen Yin-Yoga-Positionen wertfrei beobachten, ohne sich in irgendeiner Weise damit zu identifizieren.

Empfinden Sie in einer Stellung hingegen Schmerzen und lassen diese mit der Zeit nicht nach, sollten Sie die Übung lockern und so verändern, dass Sie sich wieder wohl fühlen und trotzdem noch eine Dehnung spürbar ist – und Sie sich in diese Haltung hinein entspannen können. Wenn Sie von selbst anfangen ruhiger und tiefer zu atmen, haben Sie die richtige Position gefunden.

Verweilen in der Asana: Nur wenn wir in der Lage sind, die Position über mehrere Minuten zu halten, können die tiefer liegenden Faszien erreicht und entspannt werden. Der Körper beginnt erwiesenermaßen erst nach eineinhalb Minuten, sich zu öffnen. Dessen sollten Sie sich bewusst sein.

Der anfängliche Widerstand gegen das ungewohnte Verweilen in einer Position ist ganz natürlich. Je länger Sie in einer Stellung bleiben, desto tiefer ist ihre wohltuende Wirkung auf Körper und Geist. Aber auch hier ist es wichtig, dass Sie auf Ihre innere Stimme hören und Ihre Grenzen anerkennen. Es geht nicht darum, so lange wie möglich in einer Stellung zu verweilen, denn das würde – wenn Sie z. B. versuchten, Schmerzen mit falschem Ehrgeiz zu überwinden – nur zu weiteren Verspannungen führen und der Ausführung eher entgegenwirken. Nur dann, wenn wir alle Anstrengung loslassen, können wir unsere ungeteilte Aufmerksamkeit auf das reine Gewahrsein in uns ausrichten. Dieses Loslassen, dieses von außen so einfach aussehende „Nicht-Tun", wird hier zu einer wesentlichen Handlung.

Auch wenn es paradox klingt: Es gibt kein Ziel im Yin-Yoga, was die Ausrichtung der körperlichen Position betrifft.

Es gibt keine perfekte Asana! Legen Sie deshalb jeglichen Ehrgeiz ab. Hören Sie darauf, was Ihrem Körper gut tut und was er Ihnen zu sagen hat. Finden Sie

Ihre eigene Grenze, Ihre eigene Dehnung – ohne jegliche Vorgabe von „sollen" oder „müssen". Sie dürfen genauso sein, wie Sie sind!

Auflösen der Position: Gehen Sie ganz langsam und achtsam wieder aus der Asana heraus. Spüren Sie nun ganz behutsam in Ihren Körper hinein und achten Sie auf seine Bedürfnisse. Vielleicht signalisiert er Ihnen, dass er noch in eine Gegenposition möchte, um das lange Verweilen in der Stellung wieder auszugleichen.

Hören Sie darauf, was Ihr Körper Ihnen zu sagen hat und leisten Sie dem Folge. Sollten Sie das Gefühl haben, in der Rücken- oder Bauchlage nachspüren zu wollen, dann geben Sie auch diesem Impuls nach.

Tipp: Üben Sie mit geschlossenen Augen. Durch die geschlossenen Augen können Sie Ihren Körper mehr spüren und ihm besser zuhören und so besser in die Körperblockaden hineinhören und dann heilsames Bewusstsein in diese Stellen lenken.

Üben und loslassen

Durch Üben und durch die Fähigkeit loszulassen kann unser Geist den Zustand von Yoga erreichen. Üben bedeutet, dass wir eine passende Anstrengung auf uns nehmen mit dem Ziel, uns dem Zustand von Yoga anzunähern, ihn zu erreichen und aufrechtzuerhalten. Eine Übungspraxis wird nur dann Erfolge zeigen, wenn wir sie über einen langen Zeitraum ohne Unterbrechung beibehalten,
wenn sie von Vertrauen in den Weg und von einem Interesse,
das aus unserem Innern erwächst, getragen ist.

(YOGASUTRA 1.12 – 1.14)[5]

Das Yogasutra zeigt, wie wichtig es ist, regelmäßig zu üben und sich im Loslassen vollkommen hinzugeben. Damit gemeint ist, dass wir lernen, uns selbst so anzunehmen, wie wir sind und damit den Istzustand einer Körperhaltung so zu akzeptieren, wie er ist, ohne dass wir versuchen, durch eine aktive Anstrengung noch tiefer in eine Haltung hineinzukommen. Dies fällt vielen Yogapraktizierenden schwer. Wir leben in einer Leistungsgesellschaft und die hat sich leider auch in die Yogaszene eingeschlichen. Das heißt, dass wir nicht, wie in vielen Yang-lastigen Stilen versuchen, eine Asana möglichst „perfekt“ im Sinne eines Modellcharakters auszuführen, sondern dass wir absichtslos in eine Stellung hineingehen und auf die Grenzen unseres Körpers hören. Wenn wir mit einem Körperbewusstsein in die Stellung gehen, statt gegen seine natürlichen Grenzen zu arbeiten, dann werden wir manchmal erkennen, dass wir manche Stellungen anatomisch gar nicht vollkommen ausführen können. Das hat den Vorteil, dass wir dann endlich entspannen können und nicht mehr das Gefühl haben, dass wir etwas falsch machen oder noch mindestens 10 Jahre weiter praktizieren müssen, um ein guter Yogi zu sein. Aber: Festgefahrene Vorstellungen können wir nicht von heute auf morgen loslassen, da wir über Jahrzehnte hinweg auf bestimmte Art gedacht und gehandelt haben. Einige Muster haben uns vielleicht geholfen, das Leben zu meistern; andere haben uns das Leben schwer gemacht und dazu geführt, dass wir immer wieder vor den gleichen Problemen stehen. Um in der Zukunft einen weiteren ungünstigen Einfluss der eigenen destruktiven geistigen Kräfte zu verhindern, braucht es den inneren Entschluss, sich nachhaltig verändern zu wollen, und es verlangt einen langen Atem, diesem Entschluss treu zu bleiben.

Loszulassen ist schwer und erfordert all unsere Aufmerksamkeit und die ewig neue Bereitschaft, sich nicht von diesem Weg abbringen zu lassen, falls Ergebnisse auf sich warten lassen. Nur wenn wir regelmäßig üben, können sich neue Synapsen im Gehirn bilden. Sie schaffen die Basis für die Nachhaltigkeit unserer Veränderung. Mit Übungspraxis meinen wir das regelmäßige Üben der Yin-Yoga-Haltungen auf der Matte, genauso aber auch das regelmäßige Üben im Alltag.

Yin-Yoga & Achtsamkeit – ein ideales Duo

Achtsamkeit ist die gesteigerte Form der Aufmerksamkeit und bedeutet, wertfrei bei dem zu sein, was wir gerade tun. Durch das lange Verweilen in den einzelnen Asanas werden wir sehr schnell mit unseren eigenen Denk- und Verhaltensmustern konfrontiert und sind mit ihrer Hilfe in der Lage, sie langfristig zu verändern. Darüber hinaus unterstützt Achtsamkeit uns darin, ganz bewusst beim Yin-Yoga, ganz bewusst im Hier und Jetzt zu sein und zu bleiben.

Die Yin-Yoga-Sequenz

Durch das lange Verweilen in den einzelnen Asanas begegnen wir sehr schnell unseren Denk- und Verhaltensmustern; Ungeduld, Verurteilung, Unruhe und Frustration zeigen sich, wenn wir ein paar Minuten in einer Stellung verharren und uns langweilig wird oder wir unseren Ansprüchen nicht genügen. Sind wir hingegen achtsam, stellen wir fest, dass alles kommt und auch wieder geht: die Langeweile genauso wie die Unruhe, die verschiedenen Empfindungen im Körper wie im Geist. Alles, was wir wahrnehmen – ob es Reaktionen des Körpers sind wie Druck, Kälte, Wärme, Prickeln und Ziehen oder geistige Empfindungen wie Langeweile, Freude, Hochmut, Ärger, Wut und Liebe – entsteht und vergeht. Mit Achtsamkeit können wir dies überhaupt erst erkennen. Sie unterstützt uns darin, ganz bewusst beim Yin-Yoga, ganz bewusst bei einer Tätigkeit im Alltag, ganz im Hier und Jetzt zu sein und zu bleiben. Achtsamkeit hilft uns, den gewohnten Autopiloten auszuschalten und das Gesetz des ewigen Wandels zu verstehen, zu akzeptieren und mit dem Widerstand dagegen aufzuhören.

Auf den folgenden Seiten werden Sie durch eine Übungssequenz mit insgesamt 13 Asanas geführt, die Ihren Rücken darin unterstützt, flexibler zu werden und Ihren Geist zu weiten. Genießen Sie diese Reihe als ein großes Geschenk, das Sie sich selbst machen!

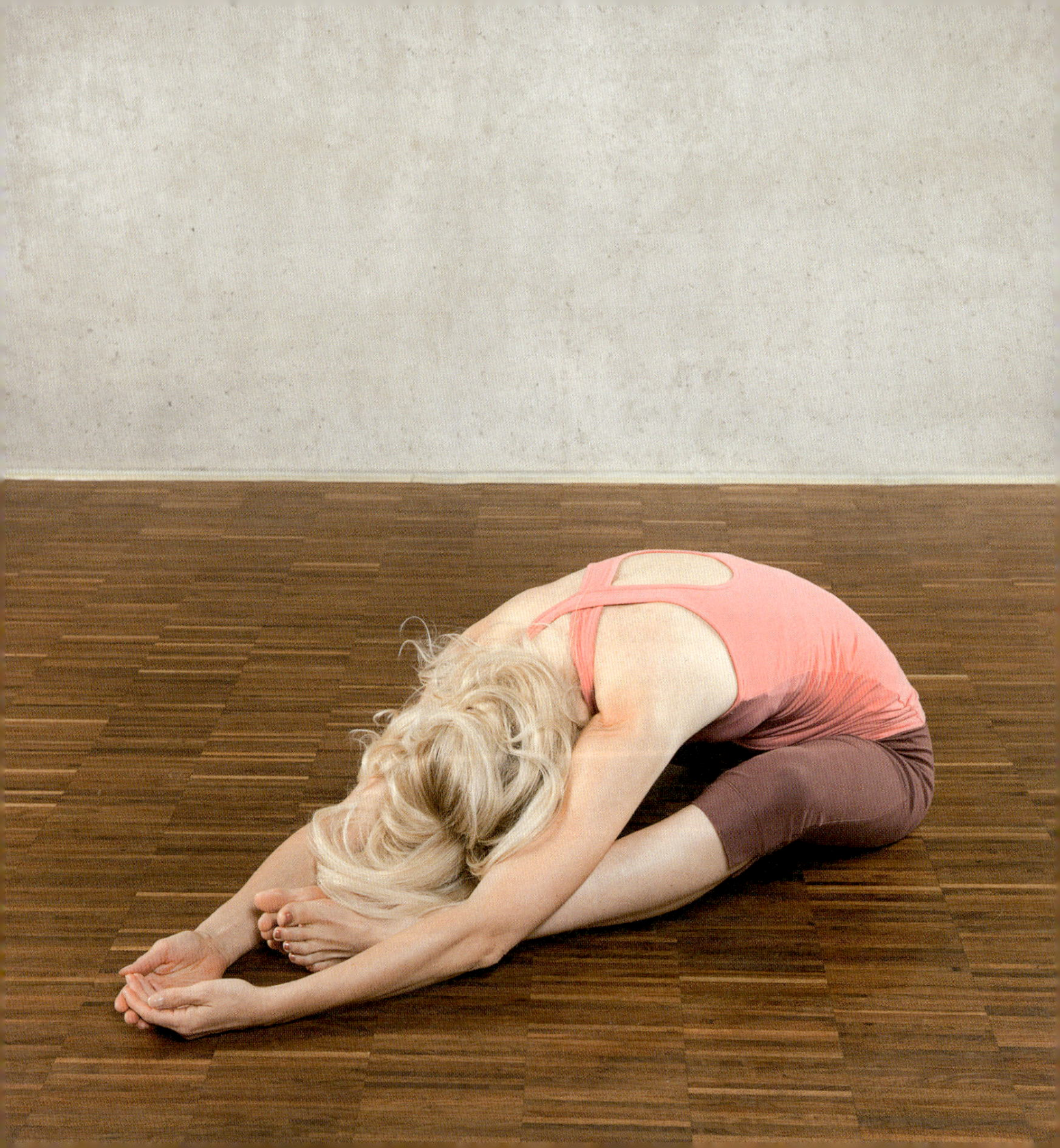

Butterfly im Sitzen – *Baddha Konasana*

Anleitung:
Sie sitzen auf dem Boden. Das Gewicht ist auf beiden Sitzhöckern gleichermaßen verteilt. Die Füße sind aufgestellt.

Beugen Sie die Knie nach außen und bringen Sie die Fußsohlen zusammen. Schieben Sie die Füße langsam nach vorne. Die Knie sinken noch weiter nach außen zur Seite, sodass Ihre Beine eine Raute bilden. Verlagern Sie Ihr Gewicht nun auf die Vorderkante Ihrer Sitzhöcker.

Beugen Sie sich als nächstes mit der Ausatmung aus dem Becken so weit nach vorne, bis Sie eine Dehnung im unteren Rücken, in den Leisten und in den Geweben an der Außenseite der Hüften spüren. Ziehen Sie (einatmend) den Rücken noch einmal sanft in die Länge, lassen Sie Ihren Oberkörper dann wieder rund werden und entspannen Sie ihn (ausatmend) in diese Beugung hinein. Achten Sie darauf, dass Ihr Gesäß gleichmäßig auf dem Boden oder der Unterlage bleibt, während Sie in dieser Haltung verweilen.

Bringen Sie die Hände zu den Füßen oder platzieren Sie sie vor den Füßen. Sie können den Kopf leicht Richtung Brustkorb ziehen, um den Bereich der Halswirbelsäule zu schonen.

Schließen Sie die Augen und richten Sie Ihre Aufmerksamkeit nun nach Innen. Öffnen Sie sich als nächstes für die Erfahrung, die Sie in dieser Haltung machen.

Wenn Sie die Stellung auflösen möchten, stützen Sie die Hände am Boden neben den Knien ab und kommen Sie dann mit einer Einatmung langsam, Wirbel für Wirbel, wieder in die aufrechte Position zurück.

Hilfestellung: Falls die Knie zu weit vom Boden entfernt sein sollten, können Sie die Oberschenkel jeweils mit einem Yogaklotz oder einem Kissen unterstützen.

Wenn Ihnen die Vorwärtsbeuge schwerfällt, setzen Sie sich auf eine zusammengerollte Decke oder ein flaches Kissen.

Atmung: Wenn Sie in der Position angekommen sind, atmen Sie von der Kopfkrone beginnend ein, die ganze Körperseite vorn hinunter bis zum Becken. Die Ausatmung geht dann an der Rückseite des Körpers entlang, Wirbel für Wirbel hoch bis zur Kopfkrone.

Dauer: 3 – 5 Minuten oder auch länger.

Wirkung auf den Körper: öffnet die Hüften und entlastet den unteren Rücken, dehnt die Muskulatur an der Innenseiten der Oberschenkel. Dehnt darüber hinaus die rückwärtige Muskulatur des gestreckten Beines.
Der Halbe Schmetterling empfiehlt sich erfahrungsgemäß besonders für Frauen bei auftretenden Unterleibsbeschwerden, besonders vor oder während der Menstruation.

Als Vorwärtsbeuge wirkt sie beruhigend auf den Körper und besonders auf das Nervensystem. Soll sie einen besonders tiefen und zentrierten Effekt bekommen, legen Sie Ihren Kopf ab.

Wirkung auf folgende Meridiane: Leber-, Nieren-, Blasen- und Gallenblasenmeridian.

Darauf sollten Sie achten: Bei Ischiasbeschwerden, einem Bandscheibenvorfall oder einer Verschiebung im Bereich des Iliosakralgelenks ist es sinnvoller, aufrecht sitzen zu bleiben oder sich auf den Rücken zu legen, die Fußsohlen zusammenzubringen und die Knie nach außen fallen zu lassen.
Bei Knieverletzungen oder Hüftproblemen sollten Sie sich als Unterstützung ein Kissen unter den betreffenden Oberschenkel legen.

Variation: Sie können die Übung auch im Liegen ausführen. Legen Sie dazu einen Yogablock unter die Brustwirbelsäule. Sie können die Arme auch noch über den Kopf ausstrecken und am Boden ablegen. Atmen Sie dann ganz bewusst in den Brustraum jeweils vier Atemzüge ein und sechs Atemzüge aus. Diese Variante hat eine sehr öffnende Wirkung auf den gesamten Brustraum und ganz besonders auf das Herz.

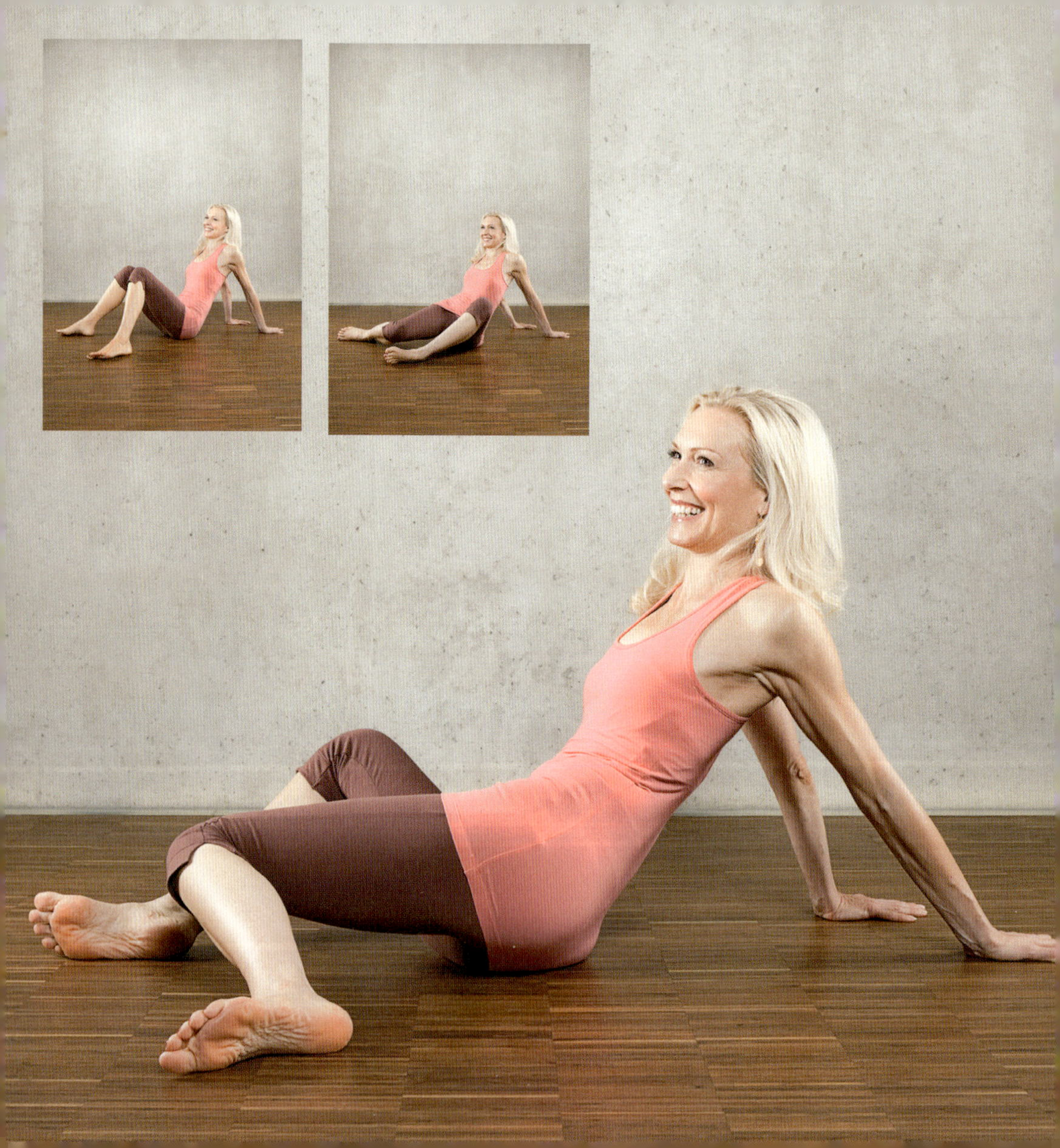

Ausgleichsstellung – Scheibenwischer (Windshield Wiper)

Anleitung:
Sie sitzen auf dem Boden, die Beine sind nach vorne ausgestreckt. Die Hände setzen Sie hinter dem Gesäß auf dem Boden ab. Verlagern Sie ihr Gewicht darauf, während Sie sich langsam ein Stück nach hinten gleiten lassen. Stellen Sie die Füße etwas mehr als hüftbreit und parallel zueinander auf. Winkeln Sie die Beine an und lassen Sie nun die Knie ganz sanft und im Atem rhythmisch von links nach rechts und von rechts nach links sinken. Um die Übung zu beenden, stellen Sie die Füße wieder mittig parallel auf und lassen die Beine nach vorne ausgleiten.

Atmung: Ausatmend lassen Sie die Knie zur rechten bzw. zur linken Seite sinken, einatmend kommen Sie wieder zur Mitte zurück.

Dauer: Führen Sie diese Übung mehrmals zu jeder Seite aus.

Wirkung auf den Körper: entspannt den unteren Rücken und die Wirbelsäule, wirkt neutralisierend. Ideale Ausgleichsübung nach hüftöffnenden Übungen.

Darauf sollten Sie achten: Wenn die Beine zu eng beieinander stehen, ist die Rotation der Hüften zu gering. Der Abstand der Beine voneinander ist dann ungefähr richtig, wenn z. B. bei der Drehbewegung nach rechts das linke Knie die rechte Fußsohle in etwa berührt.

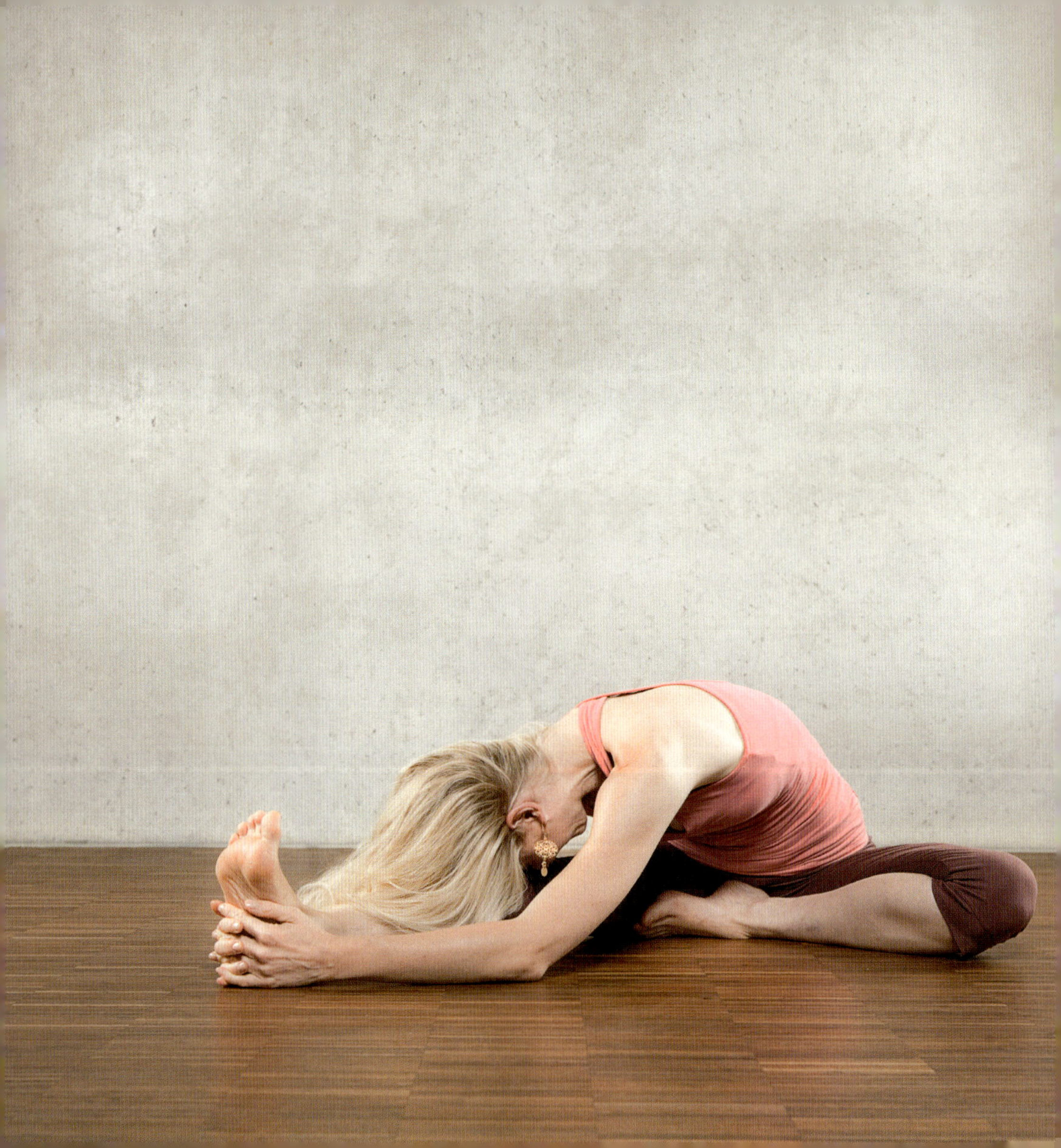

Halber Butterfly im Sitzen – *Janu Shirshasana*

Anleitung:
Setzen Sie sich aufrecht hin und ziehen Sie die Pobacken mit den Händen noch einmal jeweils zur Seite oder nach hinten, damit die Sitzhöcker mehr zum Boden kommen. Winkeln Sie das rechte Bein an und ziehen Sie den rechten Fuß an den linken Oberschenkel heran.

Drehen Sie den Rumpf mit der Ausatmung in Richtung linkes Bein. Atmen Sie in dieser Position tief ins Becken hinein und ziehen Sie den Rücken noch einmal in die Länge.

Mit Beginn der Ausatmung beugen Sie sich ganz sanft und langsam aus dem unteren Rücken über das linke Bein nach vorne in Richtung Zehen. Legen Sie Ihre Hände auf dem Unterschenkel oder an den Zehen ab, je nachdem, wie weit es für Sie leicht möglich ist, ohne sich zu überanstrengen.

Runden Sie ausatmend den Rücken und entspannen Sie in die Position hinein. Schließen Sie nun die Augen und lassen Sie sich nach und nach mehr in diese Stellung hineinschmelzen. Nehmen Sie wertfrei die körperlichen und geistigen Widerstände wahr, die dann auftauchen können.

Wenn Sie die Position auflösen, stützen Sie die Hände am Boden ab und rollen sich langsam mit einer Einatmung Wirbel für Wirbel wieder auf. Wechseln Sie dann die Seite.

Hilfestellung: Wenn Sie sich schwertun, den Rücken rund werden zu lassen, können Sie sich auf eine kleine Erhöhung (ein flaches Kissen oder eine zusammengerollte Decke) setzen. Sollte es Ihnen Probleme bereiten, den Nacken zu halten, dann ballen Sie Ihre Hände zu Fäusten und unterstützen Ihren Kopf damit.

Falls das Knie sehr weit vom Boden entfernt ist, können Sie ein flaches Kissen unter das Gesäß legen, gerne auch eine gefaltete Decke unter die Kniekehle des gestreckten Beins. Ebenso können Sie einen Yogaklotz unter das angewinkelte Bein legen.

Das Kinn leicht in Richtung Brustkorb ziehen, um das Gewicht des Kopfes zu stützen.

Atmung: Atmen Sie bewusst durch die Nase ein und aus, richten Sie dann die Einatmung auf die Region im Körper, in der Sie die größte Dehnung wahrnehmen. Atmen Sie die Anspannung, die Sie vielleicht dort erfahren, ganz bewusst aus.

Dauer: 3 – 5 Minuten oder länger.

Wirkung auf den Körper: bewirkt eine Dehnung der Lendenwirbelsäule, entspannt die Rücken- und Nackenmuskulatur. Sorgt für eine intensive Dehnung der rückwärtigen Beinmuskulatur des ausgestreckten Beines sowie der Muskulatur der Innenseite des angewinkelten Beines.

Öffnet die Hüfte, stimuliert Leber und Nieren und fördert die Verdauung. Durch die Anregung der Nebenniere wird Stress abgebaut. Durch die Anregung des Nebennierenmarks bilden sich die Hormone Adrenalin und Noradrenalin mit überwiegend anregender und gefäßverändernder Wirkung und das Hormon Kortison mit seiner antientzündlichen, antiallergischen und antirheumatischen Wirkung.

Wirkung auf folgende Meridiane: Leber-, Nieren- und Blasenmeridian.

Darauf sollten Sie achten: Wenn Sie Probleme mit dem Ischias haben, heben Sie die Hüfte an, indem Sie sich auf ein Kissen setzen, sodass sich die Knie unterhalb der Hüften befinden. Oder vermeiden Sie diese Position vollkommen.
Wenn eine Erkrankung der Lendenwirbelsäule vorliegt, die keine Beugung der Wirbelsäule erlaubt, dann halten Sie den Rücken so gerade wie möglich.
Wenn das gebeugte Knie schmerzt, legen Sie ein Kissen oder eine zusammengerollte Decke als Unterstützung unter Ihre Sitzhöcker oder bringen Sie den Fuß ein Stück weg von der Leiste. Sie können auch als Variation das gebeugte Knie nach hinten anwinkeln, der Fuß und die Zehen zeigen dann nach hinten.

Tipp: Machen Sie sich immer und immer wieder bewusst, dass Sie durch das Praktizieren dieser Übungsreihe Ihre körperliche und geistige Gesundheit, Ihre Lebensqualität und Ihr gesamtes Sein stärken. Nehmen Sie sich ein paar Momente Zeit dafür, dass sich dieses angenehme Gefühl bis in Ihre Zellen auswirkt und dort verankert. Alleine diese positiven Gedanken an die Wirksamkeit dieser Asanas wird Ihr gesamtes Wohlbefinden beeinflussen.

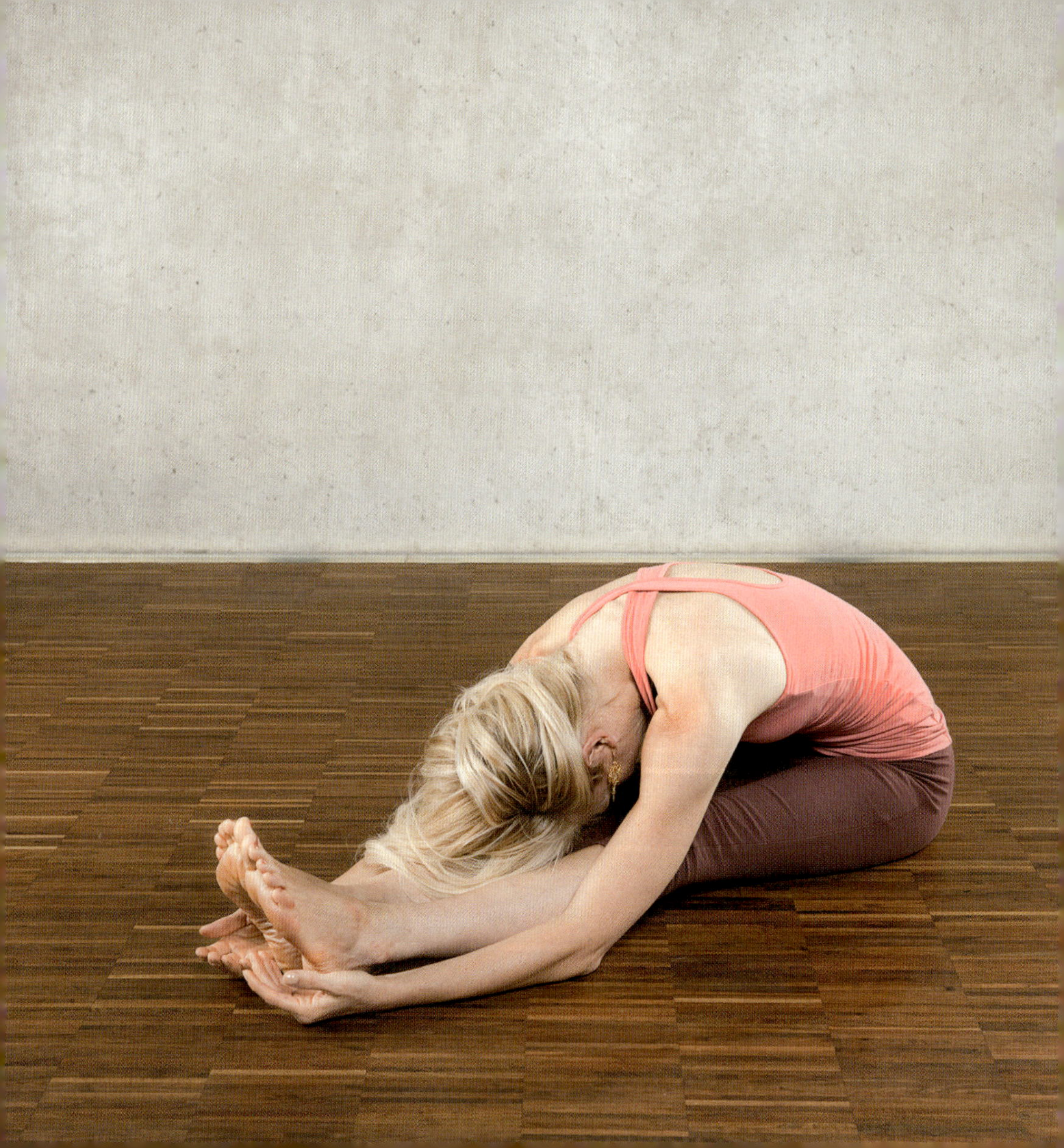

Sitzende Vorwärtsbeuge – *Pashchimottanasana*

Anleitung:
Sie sitzen aufrecht auf dem Boden. Das Gewicht ist auf beiden Sitzhöckern gleichermaßen verteilt. Die Beine sind parallel gerade nach vorne ausgestreckt. Ziehen Sie die Pobacken noch einmal jeweils zur Seite.

Nehmen Sie sich zuerst von innen heraus in der Haltung wahr. Der Rücken ist entspannt aufgerichtet. Atmen Sie ein.

Beugen Sie sich mit der Ausatmung aus den Hüften heraus achtsam nach vorne. Die Wirbelsäule rundet sich hierbei in der Vorbeuge. Entspannen Sie in die Position hinein. Bei Problemen im Bereich der Halswirbelsäule ziehen Sie das Kinn leicht in Richtung Brustkorb und lassen dann erst den Kopf nach unten sinken.

Wenn Sie die Position auflösen, stützen Sie die Hände am Boden ab, rollen sich langsam mit einer Einatmung Wirbel für Wirbel wieder auf und schütteln Ihre Beine aus.

Hilfestellung: Sollte die Muskulatur Ihres Rückens oder Ihrer Beine verkürzt sein, können Sie sich unterstützend ein Kissen unter die Sitzhöcker oder auch ein Kissen/eine gefaltete Decke unter die Kniekehlen legen, oder verschränken Sie die Arme unter den Kniekehlen und beugen sich dann nach vorne.

Atmung: Sie atmen durch die Nase. Die Einatmung erfolgt über den rechten Wirbelkanal vom Becken nach oben bis zum dritten Auge, dem Bereich zwischen den Augenbrauen, die Ausatmung erfolgt vom dritten Auge den linken

Wirbelkanal wieder zurück zum Becken; nun geht die Einatmung über den linken Wirbelkanal nach oben bis zum dritten Auge und mit der Ausatmung über den rechten Wirbelkanal wieder ins Becken zurück. Weiter so im Wechsel rechts und links.

Dauer: 3 – 5 Minuten oder länger.

Wirkung auf den Körper: dehnt die Bänder entlang der Rückseite der Wirbelsäule, dehnt die gesamte Körperrückseite. Die Vorwärtsbeuge lässt uns auf eindrückliche Weise die weiche Vorderseite (Yin) und gleichzeitig den Schutz der kräftigen Rückseite (Yang) unseres Körpers erleben.

Ab einer bestimmten Dehnung massiert sie die Bauchorgane. Deshalb wirkt sie besonders lindernd bei zahlreichen Beschwerden rund um die Menstruation.

Sie kräftigt die Eingeweide und fördert die Verdauung, durchblutet die Nieren und massiert das Herz.

Verbessert die Blutzirkulation in den Organen bis zum Gehirn, gut bei niedrigem Blutdruck und beruhigt das Nervensystem.

Die Vorwärtsbeuge zählt zu den wirkungsvollsten Übungen im Yoga überhaupt. Es heißt, dass sie ein hohes Alter garantiert. Vorausgesetzt, dass man sie regelmäßig praktiziert.

Wirkung auf folgende Meridiane: Blasenmeridian.

Darauf sollten Sie achten: Der Nacken sollte entspannt bleiben. Wenn er durch das Gewicht des Kopfes angespannt ist, stützen Sie Ihre Ellenbogen auf den Beinen ab und verwenden Ihre Hände als Kissen. Bei Problemen im Bereich der Halswirbelsäule ziehen Sie das Kinn leicht in Richtung Brustkorb und lassen dann erst den Kopf nach unten sinken. Achten Sie darauf, dass Ihre Schultern entspannt sind.

Sollte es Ihnen schwerfallen, die nach vorne gerichteten Beine ganz durchzustrecken, können Sie diese auch anwinkeln oder eine gefaltete Decke unter die Kniekehlen legen.

Versuchen Sie nicht mit Druck in die Vorwärtsbeuge hineinzugehen, sondern versuchen Sie, sich voller Vertrauen loszulassen.

Wenn Sie bereits ein „fortgeschrittener" Yogi oder sehr beweglich sind, sollten Sie besonders bei der Vorwärtsbeuge darauf achten, dass Sie den oberen Teil des Rückens rund machen, weil nur so die tiefer liegenden Faszien erreicht werden können. Achten Sie bitte darauf, dass Sie nicht auf, sondern vor den Sitzhöckern sitzen. Nur so bleibt der untere Rücken lang.

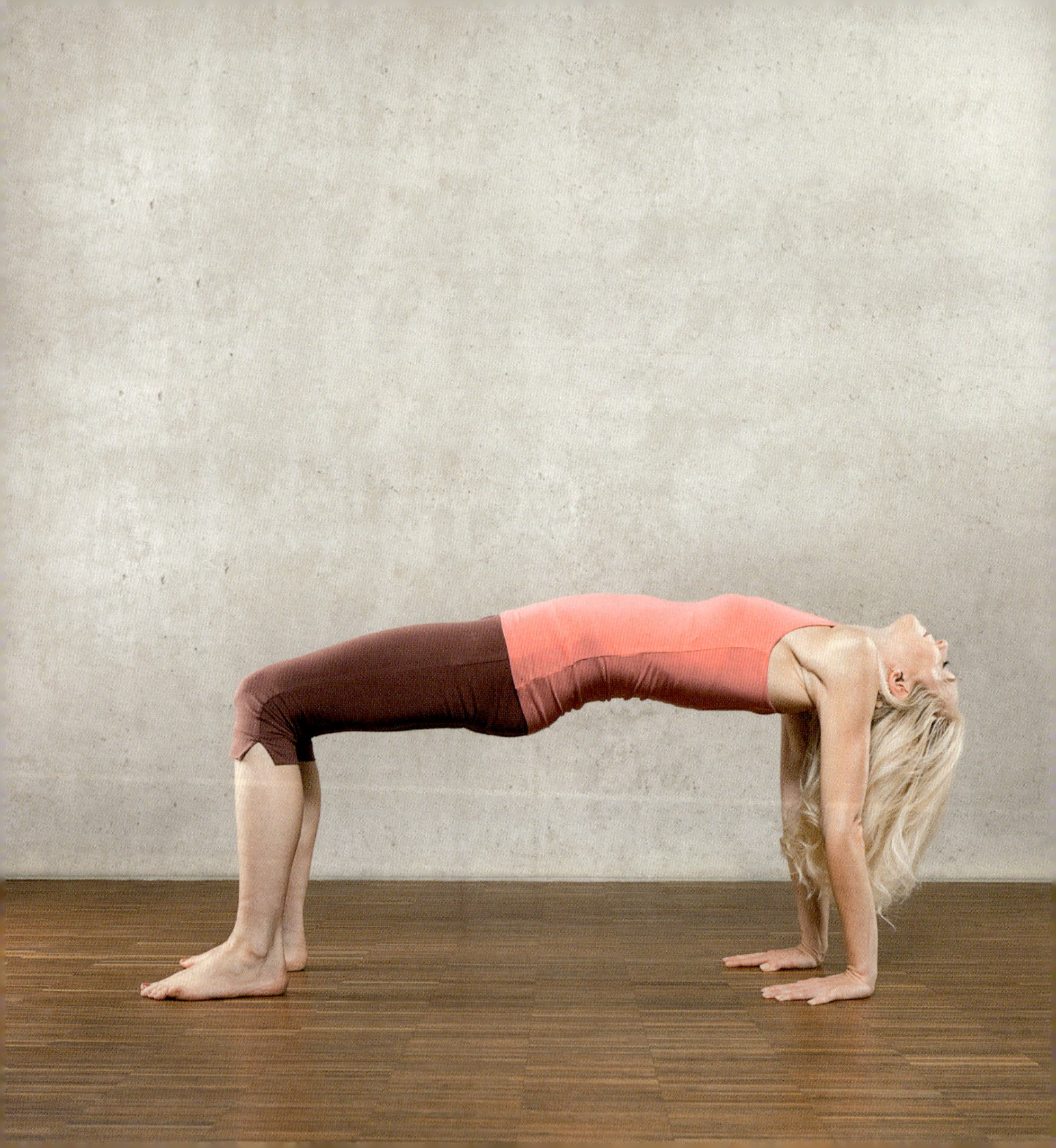

Ausgleichsstellung – Tisch – *Purvottanasana*

Anleitung:
Sie sitzen entspannt aufrecht auf dem Boden, die Füße sind aufgestellt, die Fußsohlen hüftbreit auseinander. Setzen Sie Ihre Hände eine Handbreit hinter dem Gesäß auf, die Finger zeigen dabei nach vorne in Richtung Gesäß. Die Kniegelenke sind genau über den Fußgelenken. Einatmend geben Sie Druck in Hände und Füße und heben das Becken so weit wie möglich vom Boden ab. Der Oberkörper befindet sich nun in einer geraden Linie. Der Nacken wird mit Kraft gehalten und ist in einer Linie mit der Wirbelsäule.

Atmung: Einatmend heben Sie das Becken, ausatmend legen Sie es wieder am Boden ab. Gerne im Wechsel einige Male, jeweils langsam und bewusst.

Dauer: so oft und so lange Sie wollen.

Wirkung auf den Körper: dehnt den Oberkörper, öffnet Schultern und Brustraum und stärkt Hand- und Fußgelenke. Idealer Ausgleich zu Vorwärtsbeugen.

Darauf sollten Sie achten: Der Nacken muss mit Kraft gehalten werden, achten Sie unbedingt auf die Halswirbelsäule! Den Nacken nicht nach hinten loslassen! Vorsicht auch bei Problemen mit den Handgelenken, diese nicht überstrapazieren.

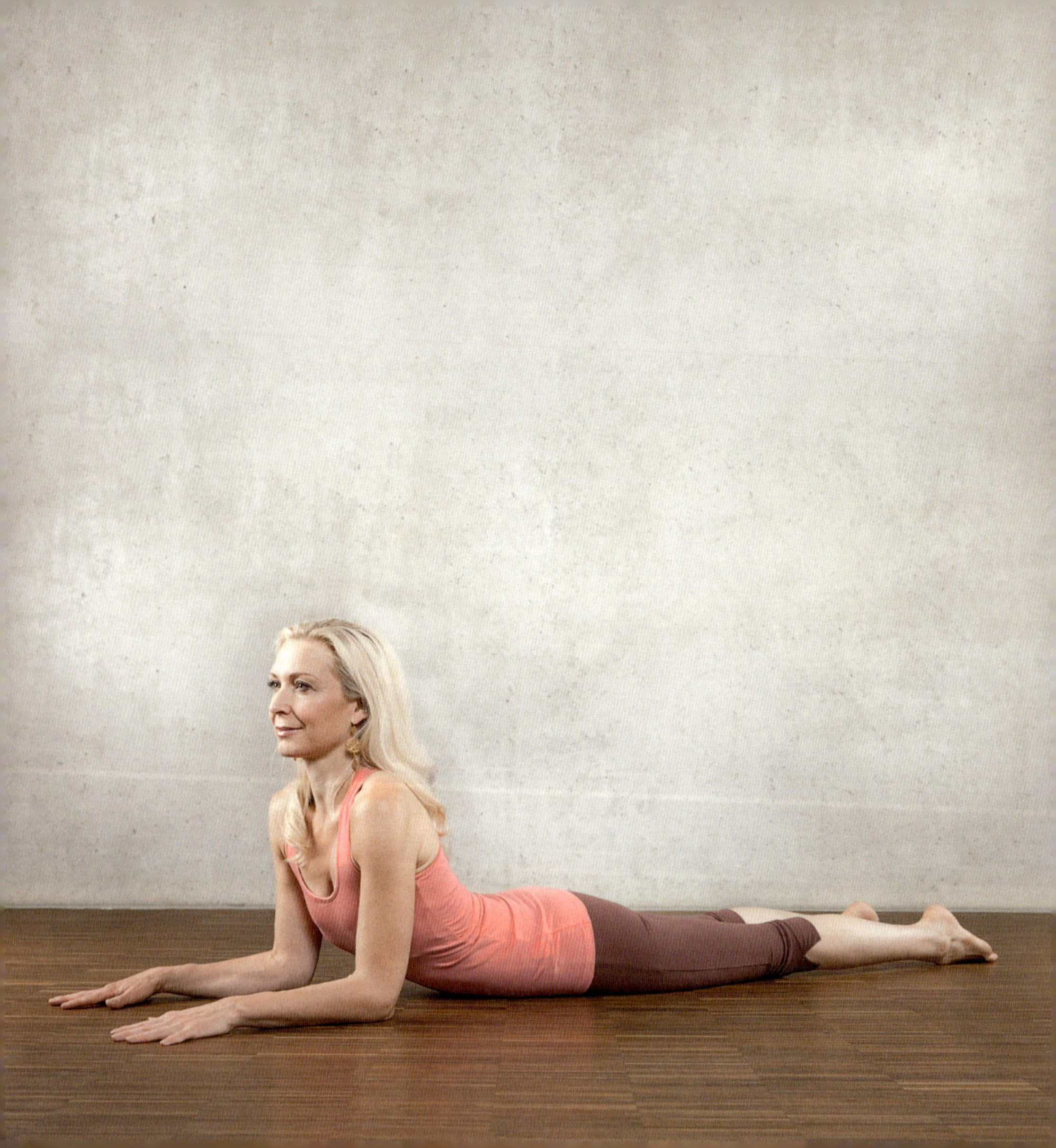

Sphinx – *Bhujangasana*

Anleitung:
Sie befinden sich in der Bauchlage. Strecken Sie ausatmend die Arme nach vorne aus und schieben nun mit der Einatmung Ihre Unterarme in Richtung Oberkörper zurück, bis sich die Schultern über den Ellenbogen befinden. Die Unterarme liegen fest am Boden auf. Der Oberkörper befindet sich nun in einer Rückbeuge und ist offensichtlich aufgerichtet.

Die Beine sind nach hinten ausgestreckt.

Bei Rückenproblemen bringen Sie die Ellenbogen weiter zur Seite und finden eine Position, die sich für Sie gut anfühlt.

Entspannen Sie nun Gesäß und Beine. Sollten Sie einen scharfen oder stechenden Schmerz wahrnehmen, aktivieren Sie die Oberschenkel und bringen Ihre Ellenbogen ein Stück weiter nach vorn, sodass ein Teil des Gewichtes von den Rippen getragen wird. Dadurch können Sie trotzdem noch in einem sanften Bogen bleiben.

Wenn Sie die Haltung auflösen, bewegen Sie ausatmend die Ellenbogen langsam nach außen zu den Seiten und lassen den Oberkörper vorsichtig auf den Boden sinken. Der Kopf darf sich auf den Handrücken ausruhen. Entspannen Sie ein paar Minuten in dieser Haltung.

Atmung: Atmen Sie vom Bauchnabel (Hara-Zentrum) Richtung Herz und umhüllen Sie sich ausatmend mit Ihrer eigenen Herzenergie.

Dauer: 3 – 5 Minuten.

Wirkung auf den Körper: verleiht körperliche Kraft und öffnet das Herz.

Auf besondere Weise begünstigt die Sphinx die natürliche Kurve unserer Wirbelsäule, macht den Rücken geschmeidig, stimuliert und kräftigt die gesamte Wirbelsäule, besonders die Lendenwirbelsäule.

Öffnet die Energiekanäle im Brustkorb, reinigt die Lunge.

Dehnt die Vorderseite des Oberkörpers.

Reguliert die Schilddrüse beim Blick nach oben und kann Halsfalten und Doppelkinn entgegenwirken.

Sie stimuliert „Das Tor des Lebens", das ist der Bereich zwischen dem ersten und zweiten Lendenwirbel. Dort ist das Jing der Niere, unsere Lebensenergie gespeichert.

Wirkung auf folgende Meridiane: Blasen-, Nieren-, Magen- und Milzmeridian. Passive Rückbeugen stimulieren besonders das *Chi* der Nieren und revitalisieren und steigern auf diese Weise Ihren Energievorrat.

Darauf sollten Sie achten: Bei Rückenproblemen können Sie die Ellenbogen weiter zur Seite bringen.

Während der Schwangerschaft nicht bis an die Grenze gehen, die Übung nur ganz sanft, am besten mit einer gefalteten Decke unter dem Schambein, ausführen.

Bei Problemen mit dem unteren Rücken sollten Sie Ihr Gesäß oder noch besser Ihren Beckenboden anspannen, während Sie in der Sphinx sind. Dadurch wird der untere Rücken entlastet.

Probieren Sie auch einmal aus, wie es ist, wenn Sie den Winkel der Ellenbogen verändern. Je nach dem, ob Sie die Ellenbogen weiter nach innen oder nach außen stellen, verändert sich auch die Dehnung im unteren Rücken. Schließen Sie die Augen, während Sie die verschiedenen Winkel ausprobieren und spüren Sie, was für Sie persönlich am besten ist.

Sollten Sie Freude daran finden, in den verschiedenen Positionen damit zu spielen, was Ihnen besonders gut tut, dann können Sie hier auch weiter ausprobieren, welche Kopfhaltung für Sie die beste ist. Dazu können Sie den Kopf sanft in den Nacken legen oder aber nach vorne zur Brust ziehen.

Tipp: Üben Sie Yin-Yoga ganz bewusst als ein Ritual, das Ihnen täglich neue Kraft, Energie und Flexibilität sowohl in der Wirbelsäule als auch im Geist schenkt. Versuchen Sie auch hier, sich bildlich vorzustellen, wie Ihr Rücken beweglicher wird und sich dadurch auch die Grenzen in Ihrem Geist weiten. Auch hier gilt: Wenn es Ihnen gelingt, diese Vorstellung mit einem positiven Gefühl zu verbinden, dass sich in jeder Zelle Ihres Körpers verankert, können sich so neue Nervenbahnen in Ihrem Gehirn bilden und dafür sorgen, dass Ihr ganzes Sein positiv davon profitiert.

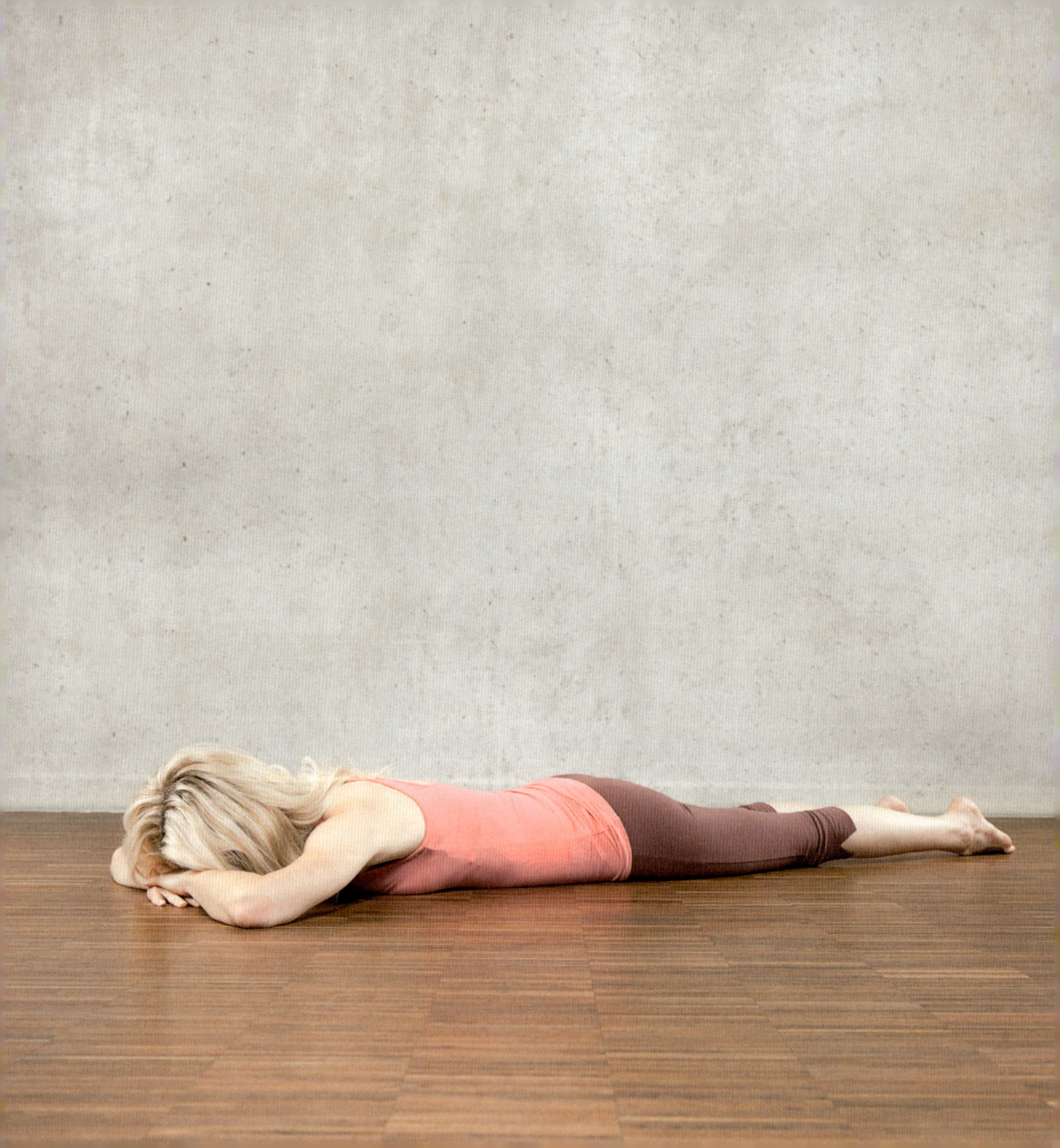

Ausgleichsstellung – Bauchlage

Anleitung:
Legen Sie sich mit ausgestreckten Beinen auf den Bauch.

Die Stirn können Sie auf den Händen ablegen, der Oberkörper ruht ganz entspannt am Boden.

Atmung: Mit der Einatmung dehnt sich der Bauch Richtung Matte und Boden und mit der Ausatmung geht er wieder tief und weich nach innen.

Dauer: so lange Sie möchten.

Wirkung auf den Körper: entspannt den ganzen Körper und das Nervensystem.

Machen Sie sich in dieser Haltung bewusst, dass Sie von „Mutter" Erde getragen werden. Sie brauchen dafür nichts zu tun, nichts zu leisten. Sie können sich vollkommen in diese Haltung hinein entspannen. Entspannen Sie in das Gefühl hinein, von einem Planeten getragen zu werden. Einem lebenden Organismus, der Ihnen alles zur Verfügung stellt, was Sie brauchen. Vielleicht können Sie den Herzschlag der Erde spüren, wenn Sie auf dem Bauch liegen. Vielleicht wird Ihnen die Verbindung zur Erde dadurch auch wieder etwas bewusster.

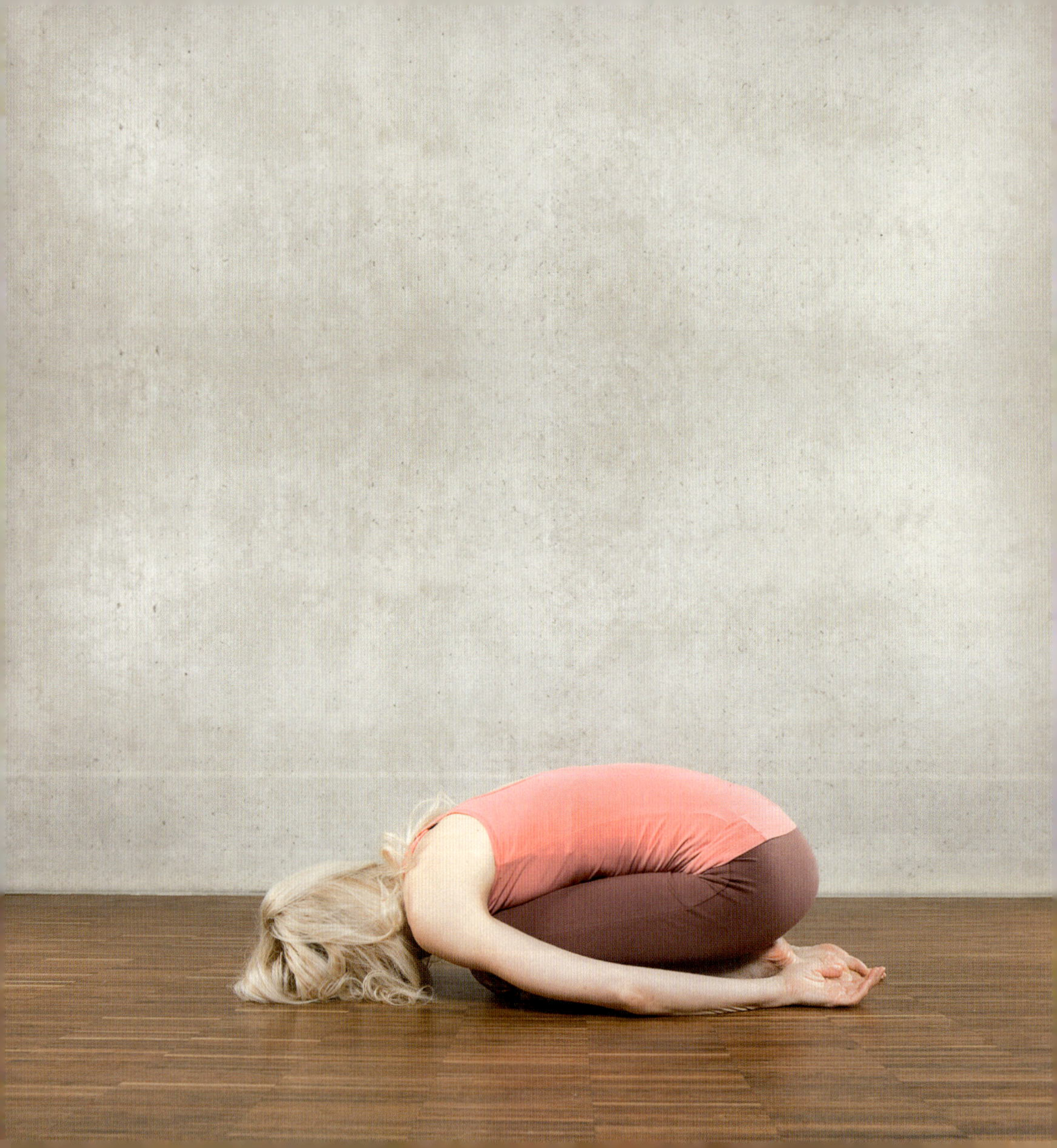

Stellung des Kindes – *Balasana*

Anleitung:
Beginnen Sie diese Stellung im Fersensitz, stützen Sie die Hände am Boden neben den Knien ab. Lassen Sie den Oberkörper dann sanft mit der Ausatmung nach vorne auf die Oberschenkel sinken. Die Stirn berührt den Boden. Die Arme liegen locker nach hinten neben den Beinen. Die Handflächen sind nach oben geöffnet.

Versuchen Sie, das Gesäß auf den Fersen abzulegen.

Wenn Sie die Position auflösen, stützen Sie die Hände am Boden neben den Knien ab und rollen sich langsam mit einer Einatmung Wirbel für Wirbel wieder auf.

Hilfestellung: Wenn es Ihnen nicht gelingt, das Gesäß auf den Fersen abzulegen, schieben Sie eine zusammengerollte Decke zwischen Ober- und Unterschenkel.

Sollte es Ihnen schwer fallen, die Stirn auf den Boden zu bringen, dann legen Sie die Fäuste aufeinander und die Stirn darauf ab. Oder benutzen Sie einen Yogaklotz. Wenn auch das nicht gelingt, schieben Sie zusätzlich eine zusammengerollte Decke zwischen Ober- und Unterschenkel.

Atmung: Mit der Einatmung hebt sich der Bauch und berührt die Oberschenkel. Mit der Ausatmung sinkt der Bauch wieder weich und entspannt nach innen.

Dauer: 3 – 5 Minuten oder auch länger.

Wirkung auf den Körper: entspannend für den ganzen Körper. Ideal, wann immer Sie eine Pause zwischen zwei Asanas einlegen wollen. Gut geeignet als Ausgleichspose nach Rückbeugen und Hüftöffnern.

Wirkung auf folgende Meridiane: Milz-, Magen-, Nieren- und Blasenmeridian.

Darauf sollten Sie achten: Schultern und Nacken dürfen entspannt sein. Wenn der Druck auf den Nacken zu stark ist, strecken Sie Ihre Arme nach vorne aus oder bringen Ihre Stirn auf einen Block oder die Fäuste.

Die Stellung des Kindes, auch bekannt als „Eingerolltes Blatt", zählt zu jenen Stellungen im Yoga, die Sie ruhig immer wieder zwischen den einzelnen Stellungen machen können. Sie vermittelt ein besonderes Gefühl von Geborgenheit.

Gerade in der heutigen Zeit, in der alles immer rast- und ruheloser wird, hat es einen unschätzbaren Wert, wenn wir uns selbst über den Tag verteilt immer und immer wieder kleine Oasen schaffen, in denen wir das Gefühl von Sicherheit und Geborgenheit entwickeln.

Auch hier können Sie, wenn Ihre Gedanken immer und immer wieder um ein bestimmtes Problem kreisen, die Kraft der wohltuenden heilenden Gedanken nutzen und sich sagen: „Ich fühle mich sicher und geborgen." oder „Mir kann nichts passieren." Wiederholen Sie diese Aussage immer wieder und setzen sie wie ein Mantra ein, um negativen Gedanken entgegenzuwirken. Im Umgang mit positiven Gedanken braucht es ebenso viel Training wie mit der rein körperlichen Yogapraxis, da wir häufig sehr unbewusst sind und gar nicht merken, wie häufig wir uns selbst über den Tag verteilt durch unsere eigenen Gedanken das Leben schwer machen.

Variation: Bei der Stellung des Kindes können Sie die Arme auch nach vorne ausstrecken und neben dem Kopf ablegen. Dadurch entsteht noch einmal eine schöne Streckung des Rückens. Sie können sich auch eine Decke zusammenrollen und diese unter die Stirn legen, falls Ihnen der Boden als Unterlage zu hart ist.

Tipp: Yin-Yoga unterstützt uns maßgeblich darin, die Langsamkeit wiederzuentdecken. Besonders wirksam sind manche Übungen, wenn Sie reisen. Die Stellung des Kindes nach einem Flug unterstützt Sie darin, dass Ihre Seele nachkommt und den Weg in Ihren Körper findet. Stellen Sie sich bildlich vor, wie Ihre Seele wieder in Ihren Körper kommt und sich hier ausbreitet: wie ein helles Licht, das einen dunklen Raum erhellt. Versuchen Sie, sich vorzustellen, wie sich Ihre Seele nach und nach mit jeder Zelle Ihres Körpers verbindet und so eine Einheit zwischen Körper und Geist entsteht. Wenn Sie sich hierfür genügend Zeit nehmen, werden Sie nicht so lange unter den Strapazen eines langen Fluges leiden.

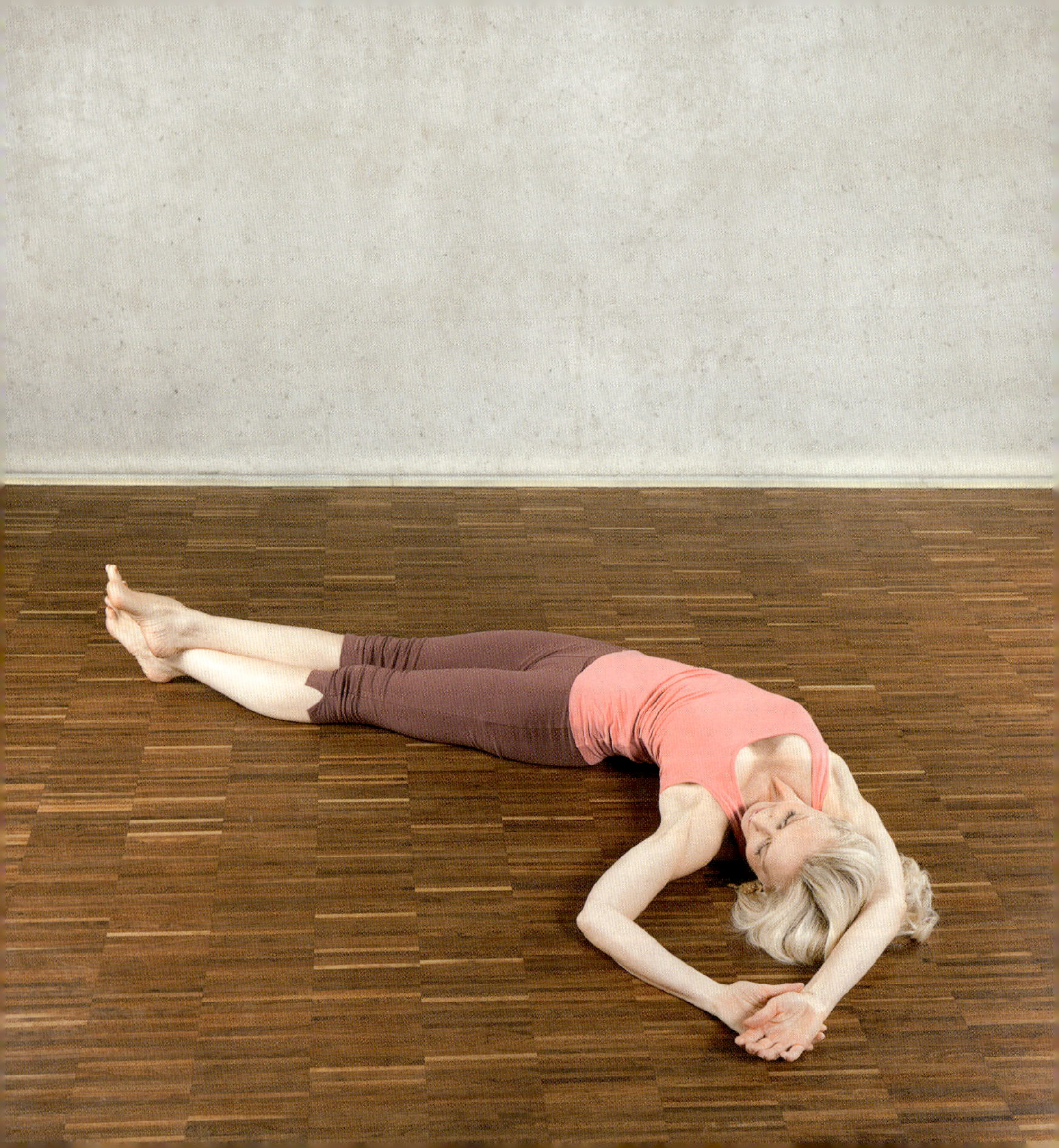

Bananenstellung – *Bananasana*

Anleitung:
Sie liegen auf dem Rücken am Boden, die Beine sind geschlossen und gerade nach vorne ausgestreckt.

Bringen Sie die Arme mit der Einatmung über dem Kopf zusammen, verschränken Sie die Hände ineinander oder greifen Sie je ein Handgelenk, entspannen Sie nun in den Boden hinein.

Mit dem Gesäß (und somit auch mit den Hüften) fest am Boden verankert, schieben Sie als nächstes mit der Ausatmung Ihre Füße und Ihre gestreckten Beine, dann Oberkörper und Arme über den Boden zur rechten Seite. So kommen Sie in einen Bogen, wie eine wohlgeformte Banane.

Gehen Sie in diese Dehnung, bis Sie Ihre Grenze spüren.

Wenn sich Ihr Körper etwas geöffnet hat, gehen Sie Millimeter für Millimeter noch weiter in die Dehnung.

Um noch mehr Dehnung zu erfahren, können Sie die rechte oder linke Ferse auf dem jeweiligen anderen Fußrücken ablegen, der Kopf liegt ganz entspannt am Boden, so wie es für Sie angenehm ist. Entspannen Sie.

Führen Sie die Übung zur anderen Seite aus.

Wenn Sie die Position nach jeder Seitendehnung auflösen möchten, bringen Sie mit der Einatmung die Beine, den Oberkörper und die Arme wieder in die Mitte zurück und führen dann mit der Ausatmung die Arme wieder zu den Seiten des Körpers nach unten. Entspannen Sie in der Ausgleichsstellung *Shavasana* auf dem Rücken.

Atmung: Atmen Sie bewusst in die gedehnte Seite ein und aus. Sie können sich alternativ auch auf das Zwerchfell konzentrieren, unseren größten Atemmuskel.

Dauer: 3 – 5 Minuten.

Wirkung auf den Körper: dehnt die ganze Seite des Körpers (Flanken, Arme und Beine) regt die Zwerchfellatmung an.

Je intensiver die Dehnung zu den Seiten ist, desto intensiver ist die Dehnung des Gallenblasenmeridians an der Körperaußenseite.

Der Atem fließt entspannter. Sollten Sie nachts einmal nicht schlafen können und in einem großen Bett liegen, können Sie *Bananasana* praktizieren. Das kann Sie darin unterstützen, dass Sie wieder entspannt einschlafen können. Der Brustkorb wird beweglicher. Dies ist wichtig für einen fließenden Atemrhythmus.

Die seitliche Bewegung der Wirbelsäule hilft Menschen, die an einem steifen Rücken leiden, mehr Beweglichkeit in die Wirbelsäule zu bekommen.

Seitwärtsneigungen wie *Bananasana* sind hervorragend dazu geeignet, Blockaden in den Schultern zu lösen; auf der gedehnten Seite wird auch der Brustkorb weiter geöffnet.

Bringt die Wirbelsäule in eine wunderbare seitliche Dehnbewegung und löst Verspannungen.

Wirkung auf folgende Meridiane: Gallenblasenmeridian. Sind die Arme nach oben ausgestreckt, wirkt die Übung auch auf die Meridiane von Lunge, Herz und Darm.

Darauf sollten Sie achten: Wenn Sie ein Kribbeln in den Händen wahrnehmen, solange Ihre Arme zu den Seiten des Kopfes ausgestreckt sind, können Sie gerne ein flaches Kissen unter den jeweiligen Arm legen. Oder Sie lösen die Hände und führen einfach Ihre Arme in Schulterhöhe zurück.
Sollten Sie Probleme mit dem unteren Rücken haben, dann gehen Sie vorsichtig in diese Stellung hinein. Überfordern Sie sich nicht.

Tipp: Vielleicht nehmen Sie wahr, dass Sie nach der Übung tiefer atmen, da sich das Zwerchfell entspannt hat. Versuchen Sie, diese vertiefte Atmung aufrechtzuerhalten. Das kann Sie auch „off the mat“ darin unterstützen, etwas von dem, was Sie während der Yogaübung körperlich als sehr angenehm erfahren haben, mit in den Alltag zu nehmen.

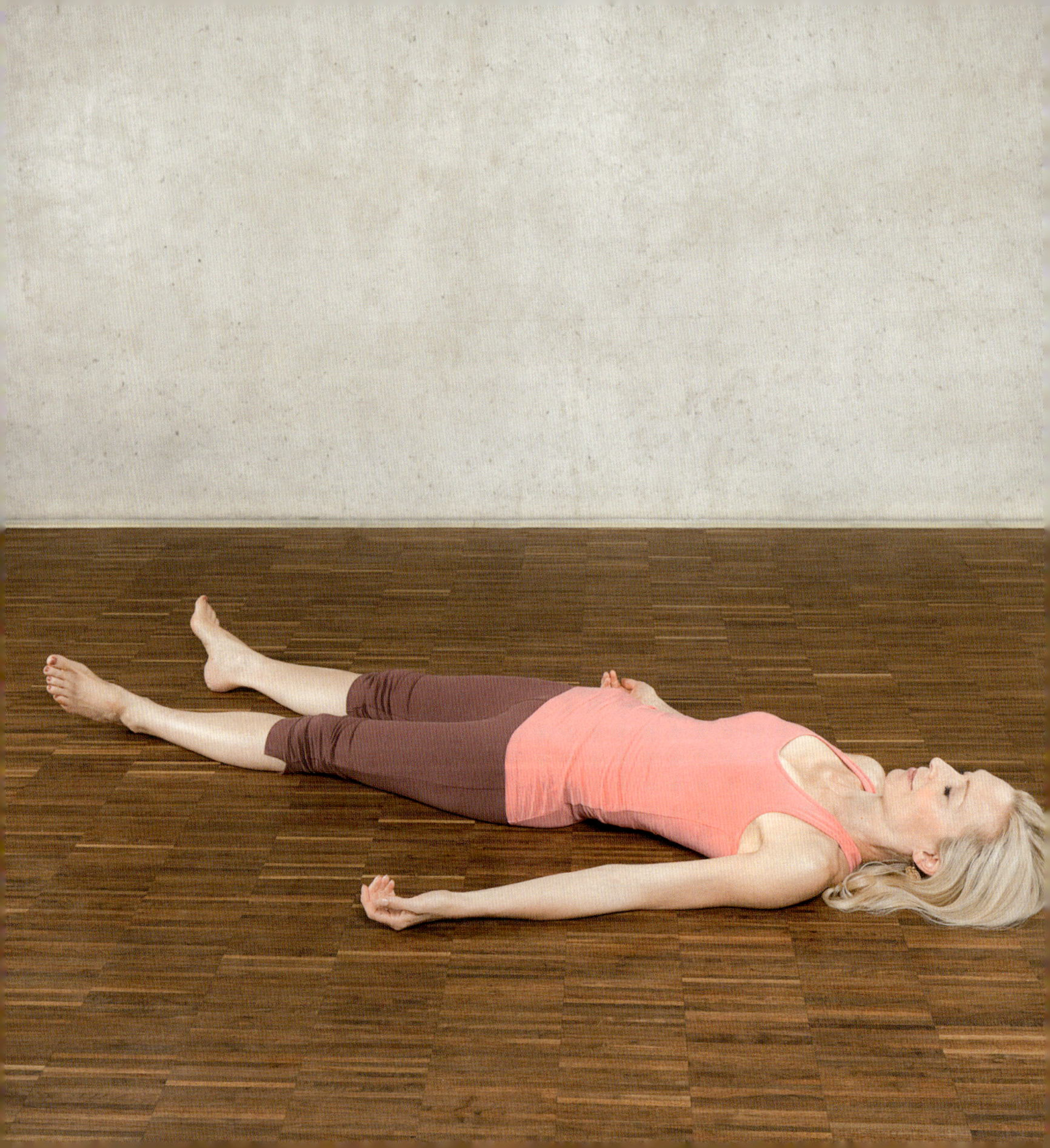

Ausgleichsstellung – Totenstellung – *Shavasana*

Anleitung:
Legen Sie sich auf den Rücken. Die Arme liegen ganz entspannt neben dem Körper, die Handflächen sind nach oben geöffnet. Die Beine sind ausgestreckt und etwas geöffnet. Der ganze Körper ist vollkommen entspannt, besonders Unterkiefer und Schultern.

Atmung: Mit der Einatmung hebt sich der Unterbauch leicht nach oben und mit der Ausatmung sinkt er wieder sanft entspannt nach innen. Die Bauchmuskulatur bleibt dabei ganz locker.

Dauer: 5 – 10 Minuten oder auch länger.

Wirkung auf den Körper: entspannend und stresslösend, ausgleichend.

Darauf sollten Sie achten: Sollten Sie Probleme mit dem unteren Rücken haben, legen Sie sich eine Rolle unter die Knie.

Die Totenstellung jagt manchen Menschen einen Schreck ein, weil sie uns durch ihren Namen an unsere eigene Sterblichkeit erinnert. Gleichzeitig können wir durch dieses bewusste Erinnertwerden an die eigene Sterblichkeit das Hier und Jetzt wieder mehr genießen, eben weil wir dadurch daran erinnert werden, wie kostbar jeder einzelne Moment ist.

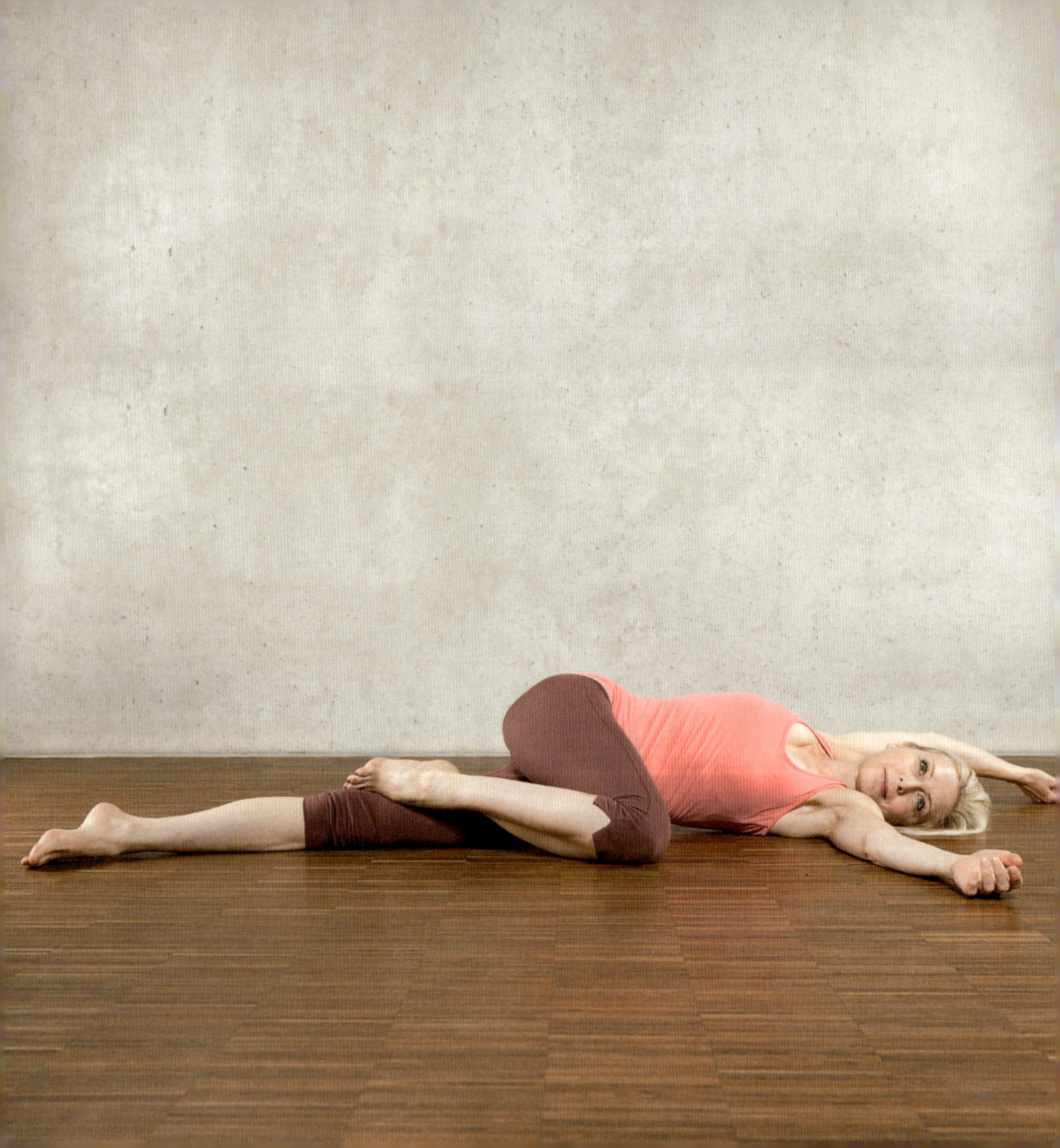

Korkenzieher – *Jathara Parivartanasana*

Anleitung:
Legen Sie sich auf den Rücken. Ziehen Sie dann mit der Ausatmung das rechte Knie zum Brustkorb. Verschränken Sie die Hände um das Schienbein. Das linke Bein bleibt gerade nach vorne ausgestreckt.

Berühren Sie mit der rechten Fußspitze den linken Oberschenkel. Den rechten Arm legen Sie nun mit der Einatmung diagonal nach oben ausgestreckt am Boden ab, die linke Hand bleibt am rechten Schienbein.

Mit der nächsten Ausatmung bringen Sie Ihr rechtes Knie zur Seite in die Drehung nach links Richtung Boden, das Gewicht ist nun stärker auf die linke Körperseite verlagert.

Finden Sie heraus, welche Dehnung ideal für Sie ist, indem Sie das Knie noch weiter senken oder wieder etwas zurücknehmen. Bleiben Sie in der Position, die Sie als angenehm empfinden.

Kommen Sie dann wieder in die Ausgangsposition zurück und führen Sie die Haltung zur anderen Seite aus.

Um die Position jeweils aufzulösen, bringen Sie mit der Einatmung das zur Seite gedrehte Knie zurück in die Mitte und strecken das gebeugte Bein aus. Ebenso führen Sie Ihre Arme wieder zur Seite des Körpers nach unten zurück. Drücken Sie dann die Lendenwirbel und den Nacken gleichzeitig in den Boden.

Hilfestellung: Legen Sie Ihr Knie auf einem Kissen oder einer gefalteten Decke ab, wenn Sie es nicht bequem auf den Boden bringen können. Den Richtung Knie zeigenden Arm legen Sie mit der Ausatmung waagerecht ausgestreckt in Schulterhöhe am Boden ab. Der Kopf liegt entweder in der Mitte oder auf einer Seite.

Atmung: Mit der Einatmung atmen Sie vom Ende der Wirbelsäule (Steißbein) Wirbel für Wirbel nach oben und mit der Ausatmung lassen Sie die Schulter des nach oben ausgestreckten Arms entspannt in den Boden sinken, wenn Sie sich in der Haltung befinden.

Wirkung auf den Körper: öffnet die Schultern und den Schultergürtel. Stimuliert den Verdauungstrakt und hilft bei Gastritis, unterstützt Leber, Milz und Bauchspeicheldrüse und fördert die Entgiftung.

Entspannt die Wirbelsäule und stellt ein Gleichgewicht im Nervensystem her.

Die Übung vertieft den Atem auf wundervolle Weise. Eine solche Übung kann besonders an stressigen Arbeitstagen, an denen wir nicht mal Zeit hatten, um richtig durchzuatmen, den Parasympathikus aktivieren, der dafür zuständig ist, dass wir entspannen.

Drehhaltungen entgiften unser gesamtes System, die inneren Organe werden massiert, ideal auch, um die Brustwirbelsäule zu mobilisieren und manchmal kommen auch alte Emotionen an die Oberfläche. Sie wirken neutralisierend und sind gute Ausgleichshaltungen zu Rück- und Vorwärtsbeugen.

Als Drehübung ist der Korkenzieher eine der wichtigsten Haltungen für eine gesunde Wirbelsäule, weil hier eine hervorragende Verdrehung der Wirbelsegmente stattfindet.

Die Wirbelsäule wird oft auch als die Mitte unseres Körpers bezeichnet. Durch den Korkenzieher haben wir die Möglichkeit, wieder unsere Mitte zu erlangen, uns wieder zu „mitten“.

Diese Asana kann Sie besonders nach einem stressigen Tag darin unterstützen, abzuschalten, weil sie das allgemeine Wohlbefinden fördert.

Wirkung auf folgende Meridiane: Gallenblasen- und Blasenmeridian, durch die diagonal ausgestreckten Arme auch auf die Meridiane von Lunge, Herz und Darm.

Darauf sollten Sie achten: Während der Schwangerschaft sollten Drehübungen nach Möglichkeit nur ganz sanft oder gar nicht ausgeführt werden. Falls die Drehung hier zu intensiv wirkt, unterstützen Sie Ihr Knie und legen es auf einem Polster oder einer Decke ab.

Tipp: Da Drehhaltungen den Körper besonders gut entgiften, empfiehlt es sich hier, besonders die letzte Minute mit dem Bewusstsein in der Stellung zu verbringen, dass Sie sich nun von alten Schlackenstoffen lösen. Stellen Sie sich bildlich vor wie Altes, Verbrauchtes und Überflüssiges, das sich in Ihrem Rücken festgesetzt hat und Ihnen sogar möglicherweise Schmerzen bereitet hat, mit dem Ausatem Ihren Körper verlässt und Sie mit jedem Einatem frische, klare und reine Energie aufnehmen und diese reine Energie durch Ihre ganze Wirbelsäule strömt und sie erfüllt.

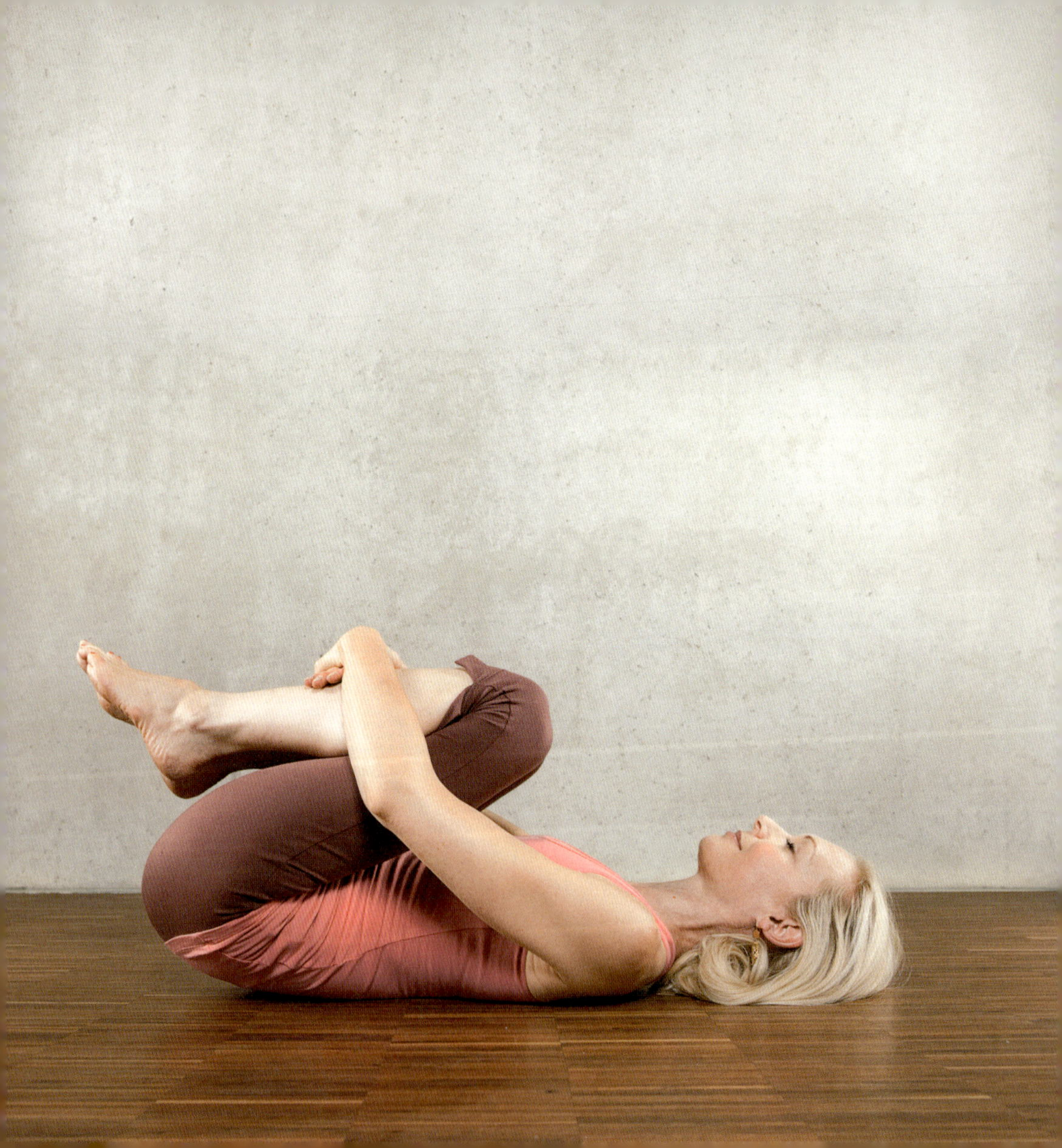

Ausgleichsstellung – Knie zum Brustkorb – *Apanasana*

Anleitung:
Sie liegen auf dem Rücken, entspannen Sie und nehmen die Unterlage ganz bewusst wahr. Stellen Sie sich dabei vor, dass Sie ein Stück Schokolade sind, das in der Sonne schmilzt. Nachdem Sie sich hier entspannt haben, bringen Sie beide Knie zur Brust. Verschränken Sie die Hände um die Schienbeine. Entspannen Sie den ganzen Körper. Achten Sie insbesondere darauf, wo Sie auch im Kiefer, in den Schultern und im Becken loslassen können. Besonders in diesen Regionen halten wir oft unbewusst ganz viel Spannung fest. Um die Stellung aufzulösen, lösen Sie die Hände, bringen Sie die Füße zum Boden und strecken ein Bein nach dem anderen aus. Spüren Sie in der Rückenlage nach.

Atmung: Geben Sie sich Ihrem natürlichen Atemrhythmus hin.

Dauer: so lange Sie mögen.

Wirkung: massiert den Rücken.
Ideale Ausgleichspose nach Rückbeugen und Hüftöffnern.

Darauf sollten Sie achten: Legen Sie eine gefaltete Decke oder einen Block unter den Kopf, damit die Halswirbelsäule gerade bleibt. Sie können auch mit den Händen die Rückseite der Oberschenkel oder Kniekehlen umfassen, falls es zu anstrengend ist, die Hände ans Schienbein zu bringen.

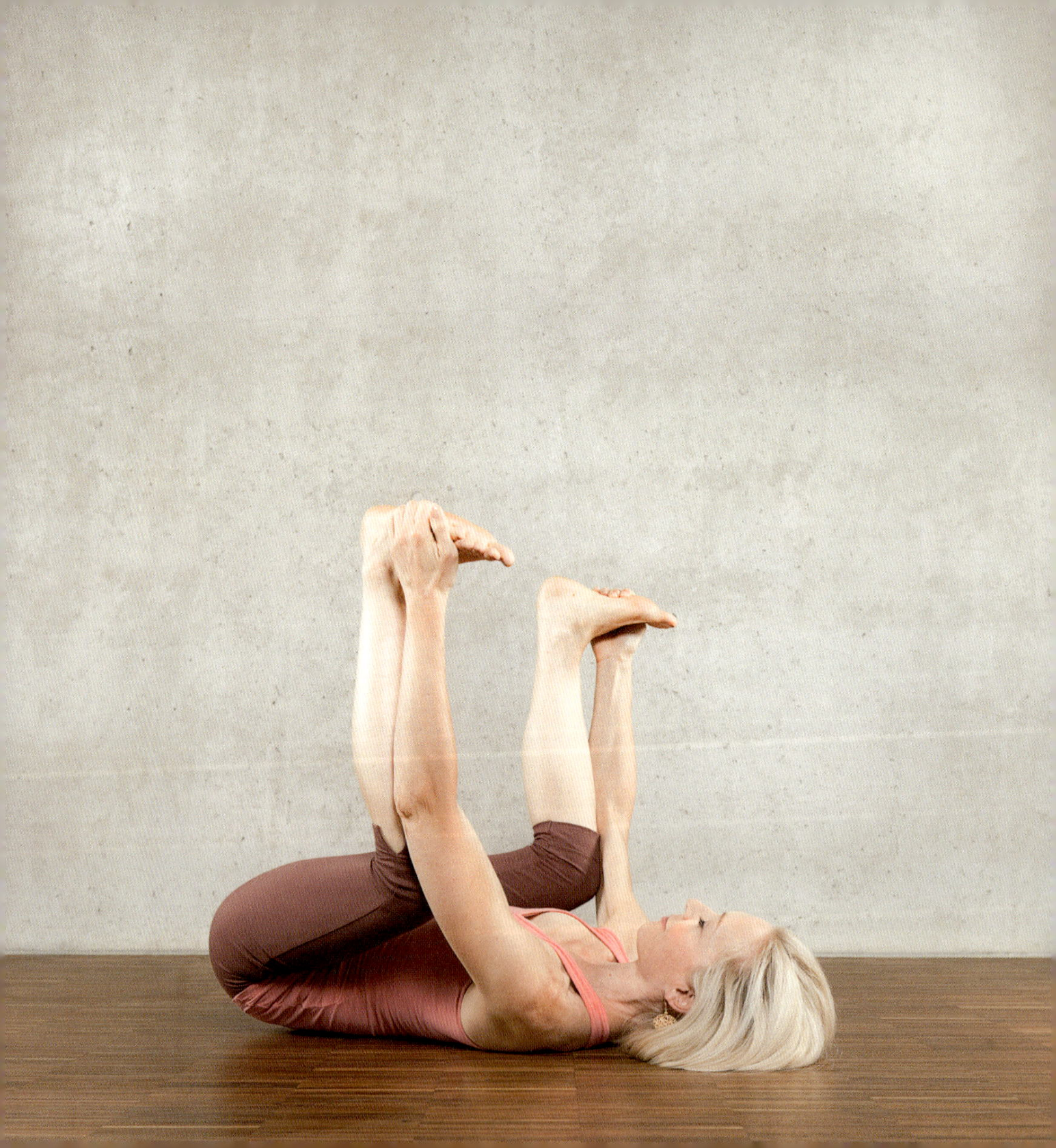

Happy Baby – *Ananda Balasana*

Anleitung:
Sie liegen auf dem Rücken. Ziehen Sie nun mit der Ausatmung beide Beine in Richtung Brustkorb. Öffnen Sie mit der Einatmung Ihre Knie zur Seite, bringen Sie Oberschenkel und Unterschenkel in einen rechten Winkel zueinander. Die Fußsohlen zeigen dabei Richtung Decke und die Oberschenkel möglichst parallel zur Matte.

Umgreifen Sie mit jeder Hand eine Fußsohle. Vielleicht können Sie Ihre Beine mit jeder Ausatmung noch weiter Richtung Boden schmelzen lassen. Rücken, Nacken und Schultern bleiben entspannt liegen.

Wenn Sie möchten, schaukeln Sie in dieser Position nach einer Weile sanft von Seite zu Seite. Dadurch wird die Wirbelsäule massiert.

Um die Haltung aufzulösen, nehmen Sie Ihre Hände von den Fußsohlen (bzw. von den Oberschenkeln), umfassen wieder die Knie oder Unterschenkel und bringen beide Beine mit der Ausatmung in Richtung Brustkorb zurück (s. Knie zum Brustkorb – *Apanasana*). Bleiben Sie so lange in der Entspannungspose, wie Sie gerne möchten.

Hilfestellung: Falls Sie die Fußsohlen nicht greifen können, benutzen Sie einen Yogagurt oder einen Schal, um sanft in die Position hineinzuschmelzen, oder umfassen Sie die Rückseiten der Oberschenkel.

Atmung: Atmen Sie vom Herzen Richtung Bauchnabel (Hara) ein. Mit der Ausatmung führen Sie den Atem über den Bauch Richtung Leisten und Hüften und schmelzen immer mehr Richtung Boden.

Dauer: 3 – 5 Minuten oder auch länger.

Wirkung auf den Körper: Happy Baby wirkt über den Körper auch sehr regenerierend auf den Geist und die Seele.

Öffnet Hüften und Leisten, entspannt den Rücken, dehnt die Lendenwirbelsäule.

Diese Haltung stärkt besonders den Oberkörper.

Massiert die Bauchorgane auf wohltuende Wiese.

Streckt den Rücken, durchblutet das Becken, wodurch sich dieses öffnet.

Reguliert den Hormonhaushalt, weshalb diese Haltung besonders empfehlenswert für Frauen ist.

Ist besonders wirksam bei Stress und Müdigkeit, füllt die Nieren wieder mit *Chi.*

Wenn Sie die Muskelkraft Ihrer Arme verwenden, um die Beine Richtung Boden zu ziehen, wirkt dies in die Faszien der Beine.

Wirkung auf folgende Meridiane: Nieren-, Blasen-, Leber-, Gallenblasen- und Milzmeridian.

Darauf sollten Sie achten: Bei Verletzungen am Nacken, an der Wirbelsäule oder am Knie ist die Übung nach Möglichkeit nur ganz sanft oder gar nicht auszuführen.

Diese Übung sollten Sie nicht ausüben, wenn Sie schwanger sind.

Variationen: Halbe Portion Happy Baby:
Sie liegen auf dem Boden. Das linke Bein ist ausgestreckt, das rechte Bein umfassen Sie mit der rechten Hand. Achten Sie darauf, dass der untere Rücken die ganze Zeit gleichmäßig am Boden liegt. Das Becken ist entspannt.

Tipp: Vielleicht gelingt es Ihnen, dass Sie Ihre ganze Anspannung loslassen und sich vollkommen in diese Asana hineinbegeben. Stellen Sie sich vor, Sie sind ein kleines Baby, das vollkommen im Hier und Jetzt ist. Dieses Baby kennt weder Geldsorgen, noch Leistungsdenken oder ungeduldige Kunden... Babys sind einfach ganz zufrieden im Hier und Jetzt, ohne sich irgendwelche Gedanken über die Zukunft zu machen. Spielen Sie mit dieser Vorstellung und genießen Sie diesen Zustand.

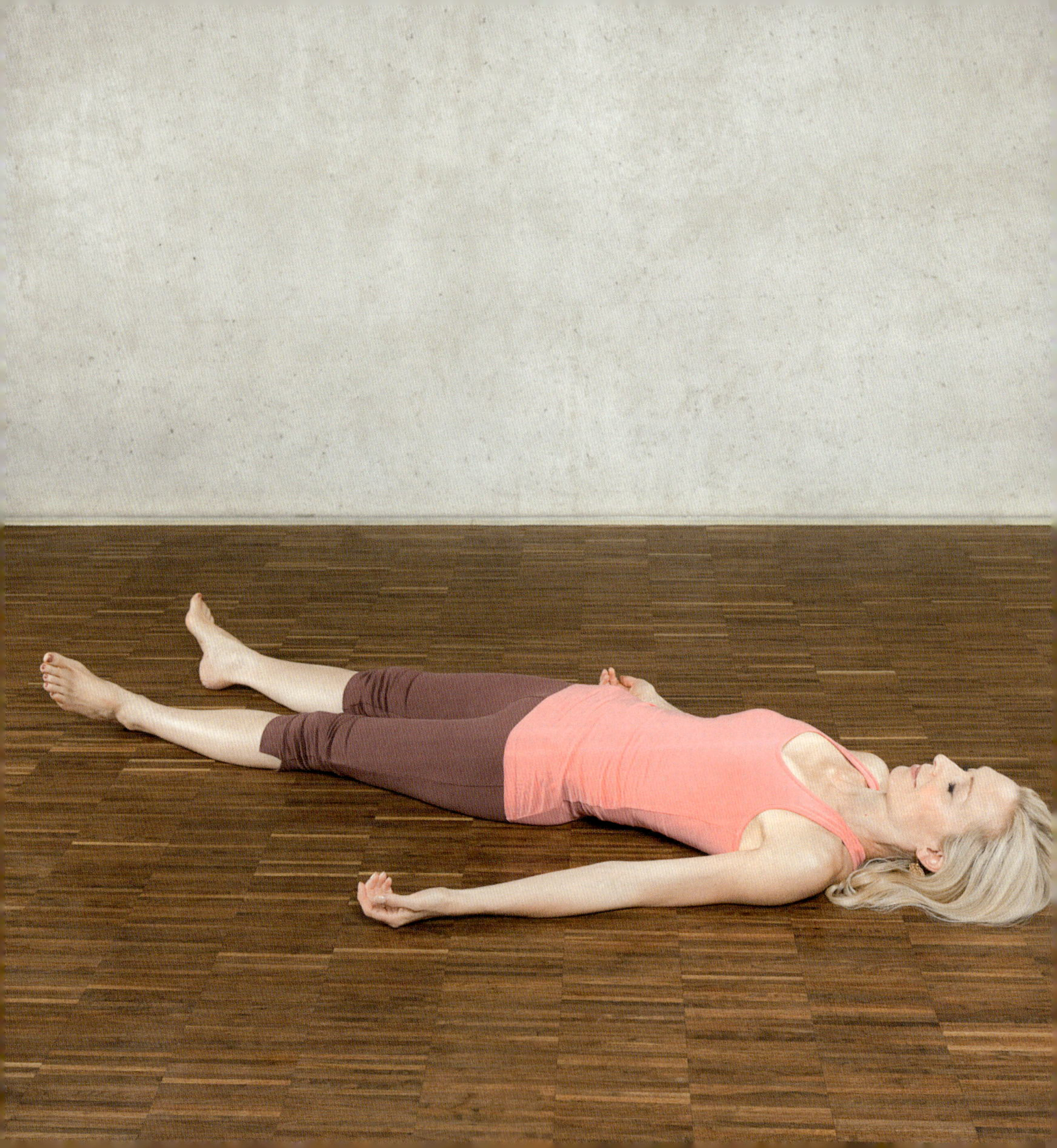

Endentspannung – *Shavasana*

Anleitung:
Sie liegen auf dem Rücken, die Arme liegen entspannt neben dem Körper, die Handflächen schauen nach oben, die Beine sind ausgestreckt und hüftbreit geöffnet.

Hilfestellung: Bei Problemen mit dem unteren Rücken, legen Sie sich eine Rolle unter die Knie.

Wirkung auf den Körper: entspannend und stresslösend, gleicht die Körperenergien aus, beeinflusst Herz und Kreislauf positiv.

Darauf sollten Sie achten: Sorgen Sie dafür, dass Ihnen warm ist.

Nehmen Sie sich immer genug Zeit für *Shavasana,* die sogenannte „Totenstellung". Hier können Sie ganz besonders tief entspannen, und erst durch diese Position ziehen Sie den vollen Nutzen aus der ganzen Abfolge: Durch das bewusste Verweilen verankert sich die neu gewonnene Energie und Entspannung in Ihrem Körper. Der Parasympathikus wird besonders aktiviert, der dafür zuständig ist, den ganzen Organismus zu beruhigen. Erfahrungsgemäß leiden die meisten Menschen unter einer ständigen Überaktivierung des sympathischen Nervensystems.

Die Atmung im Yin-Yoga

Die drei Vorgänge Ausatmen, Einatmen und Anhalten des Atems werden hinsichtlich der Dimensionen Ort, Zeit und Zahl reguliert mit dem Ziel, sie zu verlängern und zu verfeinern.
Es gibt noch einen vierten Vorgang, der über die Ein- und Ausatmung hinausgeht. Dann löst sich der Schleier auf, der das Licht des Bewusstseins verdeckt.
Und der Geist erlangt die Fähigkeit zur Konzentration.

(YOGA SUTRA 2.51 – 2.53)[11]

Der Atem sollte ganz natürlich und sanft fließen. Es geht nicht darum, sich zu bemühen, besonders gut oder tief zu atmen oder die Übungen perfekt auszuführen. Bei fortschreitender Praxis werden Sie feststellen, dass sich Ihr Atem wie von allein verändert und Sie automatisch tiefer und bewusster ein- und ausatmen.

Es gibt aber verschiedene Yoga-Atemübungen, die Sie am Ende einer Yin-Yoga-Sequenz ausführen können. Dadurch unterstützen Sie den Abtransport der Schlacken, welche durch die Praxis aus den Gelenken und dem Bindegewebe freigesetzt worden sind; der Körper wird durch die tiefe Atmung mit Sauerstoff versorgt und der Stoffwechsel angeregt. Stoffwechselreste, insbesondere das Abfallprodukt der Atmung, Kohlendioxid, sowie andere Schadstoffe können wir so besser ausscheiden. Man muss dazu wissen, dass immerhin 70 Prozent der menschlichen Schlackenstoffe durch den Atem abtransportiert werden.

Durch die bewusste Atmung können wir aber auch direkt auf unseren jeweiligen aktuellen Zustand einwirken, um körperlich und geistig ruhiger zu werden – und um uns so dem Ziel des Yoga anzunähern, zur inneren Sammlung zu finden und mehr zu uns selbst zu kommen. Deshalb spielt *Pranayama,* der gelenkte Atem, im Yoga auch eine so zentrale Rolle.

Den Geist beruhigen

Alte Yogaschriften weisen darauf hin, dass sich Atem und Geist gegenseitig beeinflussen. Der Atem wird dabei als der Schlüssel betrachtet, um den Geist zu beruhigen. Daher hat man im Yoga immer schon Techniken entwickelt, mit denen man bewusst auf den Geist einwirken kann; und zwar auch dann noch, wenn der Geist nervös, gestresst, verängstigt, aufgewühlt oder zerstreut ist.

Über den Atem können wir unseren Geist entspannen, zentrieren und beruhigen. Im klassischen Yoga haben einige der Atemübungen das Ziel, den Atem so still werden zu lassen, dass auch die geistigen Aktivitäten vollkommen zur Ruhe kommen.

Zu diesen Techniken zählen:

Wechselatmung (*Nadi Shodhana*)
Atmung mit Reibelaut (*Ujjayi*)
Honigsüße Bienenatmung (*Bhramari*)[12]

Die Wechselatmung – *Nadi Shodhana*

Die Wechselatmung ist eine der bekanntesten *Pranayama*-Übungen aus dem Hatha-Yoga. Wörtlich übersetzt heißt sie „Reinigung der *Nadis*", wobei *Nadi* das indische Äquivalent für Meridian ist. Die gebräuchliche Bezeichnung „Wechselatmung" beschreibt die Übung sehr passend, weil man abwechselnd das linke und das rechte Nasenloch schließt und jeweils nur über eine Seite ein- und ausatmet.

Im Yoga verleiht man dem Nasengang eine ganz besondere Energiequalität. Der rechte Nasengang ist der Sonne, der linke Nasengang dem Mond zugeordnet. Zwischen diesen beiden Polen – die auch durch Yin und Yang in der TCM und durch *Ha* und *Tha* im Yoga symbolisiert werden – bewegen wir uns ständig hin und her. Die Wechselatmung gilt als die ideale Übung, um hier eine Balance herzustellen. Aus diesem Grund stellt sie auch für die Yin-Yoga-Praxis eine gute Ergänzung dar. Indem wir über die rechte Seite einatmen, nehmen wir die aktive Energie auf, die den Qualitäten der Sonne zugeordnet wird; atmet man über das linke Nasenloch aus, fließen diese Qualitäten in die passive Mondseite ein. Im Anschluss daran verbindet man sich einatmend mit der linken Seite und ihrer passiven Energie und lässt sie ausatmend in die aktive Seite einfließen.

Anleitung:

Setzen Sie sich aufrecht und bequem hin. Die linke Hand ruht im *Chin-Mudra* auf dem Knie. Dabei berühren sich Daumen und Zeigefinger. Atmen Sie nun durch beide Nasengänge einige Male gleichmäßig ein und aus. Lauschen Sie auf Ihren eigenen Atemrhythmus. Beginnen Sie die Übung, indem Sie über beide Nasenlöcher lang einatmen.

Schließen Sie dann das rechte Nasenloch mit dem rechten Daumen. Zeige- und Mittelfinger liegen an der Handfläche, Ringfinger und kleiner Finger liegen am linken Nasenloch, durch das Sie jetzt ausatmen und dann wieder einatmen.

Schließen Sie dann das linke Nasenloch mit Ringfinger und kleinem Finger und das rechte Nasenloch mit dem Daumen. Halten Sie den Atem an und konzentrieren Sie sich dabei auf das „Dritte Auge“ zwischen den Augenbrauen. Lösen Sie den Daumen und atmen Sie langsam und ruhig über das rechte Nasenloch wieder aus und ein. Wiederholen Sie diesen Vorgang einige Male.

Beenden Sie die Übung, indem Sie links einatmen und über beide Nasenlöcher ausatmen.

Bleiben Sie noch eine Zeitlang in einer entspannten Haltung mit einer offenen und achtsamen Wahrnehmung des ausgeglichenen Geistes- und Gemütszustandes, den Sie durch die Übung erlangt haben.

Dauer: 3 – 5 Minuten.

Wirkung: beruhigt unser vegetatives Nervensystem, gleicht die beiden Körperseiten aus und harmonisiert die Gehirnhemisphären, kräftigt das Zwerchfell. Das Ergebnis ist ein Zustand der Ruhe.

Darauf sollten Sie achten: Praktizieren Sie ohne Druck und nur so lange, wie es angenehm für Sie ist.

Die Kehlatmung – *Ujjayi*

Die Vorsilbe *uj,* die vor Verben und Hauptwörter gesetzt wird, bedeutet „aufwärts“ oder „ausweiten“. *Jaya* wird mit „Eroberung“, „Sieg“ oder „Triumph“ aber auch mit „Beschränkung“ und „Zügelung“ übersetzt. Hier wird der Atem durch einen Reibelaut hörbar, indem die stimmbildenden Muskeln im Kehlkopf bewusst verengt werden. Dadurch können wir erkennen, ob der Atem gleichmäßig oder ungleichmäßig fließt – und ob wir mit unserer Aufmerksamkeit beim Atem sind oder uns immer wieder von Gedanken, Gefühlen oder Körperempfindungen wegtragen lassen. Sind wir konzentriert und aufmerksam bei der Übung, entsteht ein durchgehender, ruhig klingender Reibelaut. Sind wir hingegen unkonzentriert, beginnt der Ton zu schwanken, manchmal sogar zu stocken.

Anleitung:
Sie sitzen aufrecht mit geradem Rücken. Atmen Sie einige Male „haaaaah“ aus, so als würden Sie den Atem gegen eine Scheibe hauchen. Wiederholen Sie dieses „haaaaah“ dann ein- und ausatmend, und nehmen Sie dabei wahr, wie Ihre Stimmritze eng wird, ohne dass Sie sie willentlich anspannen.

Schließen Sie den Mund, und fahren Sie mit dem Laut „haaaaah“ fort, während Sie ganz ruhig und tief weiter ein- und ausatmen. Lauschen Sie dem Reibelaut der Luft, die sich an dem verengten Stimmmuskel in der Kehle reibt. Nehmen Sie diese Vibration bewusst wahr, in der Kehle, der Brust und vielleicht sogar auch im Kopf.

Wenn Sie geübter sind, lassen Sie den Ton so leise werden, dass nur noch Sie selbst ihn hören. Lauschen Sie ihm. Verbinden Sie sich mit ihm, ohne auf ihn einwirken zu wollen.

Seien Sie achtsam und nehmen Sie wahr, was passiert, wenn Gedanken oder Gefühle in Ihrem Geist aufsteigen. Entspannen Sie sich immer mehr in die Atmung hinein. Lassen Sie aber gleichzeitig alle Erwartungen los.

Beenden Sie die Übung, sobald Sie merken, dass Sie anfangen, sich anzustrengen, und spüren Sie bei geschlossenen Augen nach.

Dauer: 3 – 5 Minuten.

Wirkung: Mit Hilfe der *Ujjayi*-Atmung können wir unseren Geist beruhigen. Diese Übung hat einen nicht zu unterschätzenden Rückkopplungseffekt: Durch den ruhig fließenden Atemlaut entspannt sich unser Gehirn und mit ihm das ganze Nervensystem.

Darauf sollten Sie achten: Atmen Sie gleichmäßig und fließend. Achten Sie darauf, dass kein Druck entsteht und der Atem angestrengt laut wird.

Der honigsüße Bienenatem – *Bhramari*

Diese Atemtechnik ist die dritte der drei klassischen Yogaatemtechniken, die uns darin unterstützen, einen ruhigen Geist zu erlangen. *Bhramari* wird in Indien eine große Biene genannt, die bevorzugt Rosen zum Nektarsammeln anfliegt. Im Yoga versucht man, ihr Summen zu imitieren, weil im Grundlagentext des Yoga, der *Hatha-Yoga-Pradipika,* geschrieben steht, dass „im Geist eine beseligende Heiterkeit erscheint“, wenn man sie ausführt.

Und das geschieht tatsächlich: Das Summen beruhigt und entspannt den Geist und versetzt den ganzen Körper in Schwingung. Diese Übung zeigt, dass es nichts von außen braucht, um uns inneren Frieden zu schenken.

Anleitung:

Kommen Sie in einen aufrechten und bequemen Sitz und legen Sie die Hände auf die Knie oder in den Schoß. Entspannen Sie sich und lauschen Sie Ihren Atemzügen.

Beginnen Sie nun, tief, ruhig und gleichmäßig zu atmen. Versuchen Sie, beim Ausatmen wie eine Biene zu summen. Legen Sie dabei die Lippen sanft aufeinander und entspannen Sie den gesamten Mundbereich. Lassen Sie den inneren Mundraum ganz weit werden. Ihre Zunge ruht auf dem Mundboden. Atmen Sie auf diese Weise einige Male. Verändern Sie nach einer Weile die Atmung: Atmen Sie hörbar und kraftvoll durch die Nase ein und leise summend und sanft aus. Wiederholen Sie diesen Vorgang mehrere Male.

Wenn Sie merken, dass Ihnen ein wenig schwindelig wird, beenden Sie die Übung.

Atmen Sie nun ganz normal weiter. Verweilen Sie bei geschlossenen Augen in Ihrer Haltung und nehmen Sie den Nachklang des Summens wahr. Verbinden Sie sich mit den Empfindungen, die in Ihnen ausgelöst worden sind. Verbinden Sie sich mit dem Gefühl der heiteren Gelassenheit und verankern Sie diese Stimmung in jeder Zelle Ihres Körpers.

Dauer: 3 – 5 Minuten.

Wirkung: Mit *Bhramari* haben wir eine Atemtechnik zur Verfügung, die wir bewusst dann einsetzen können, wenn unser Geist durch Ängste, Sorgen oder Stress zerstreut ist. Mit ihrer Hilfe können wir eine Insel der Ruhe inmitten des Sturms schaffen, der um uns herum tost.

Darauf sollten Sie achten: Atmen Sie gleichmäßig, möglichst ohne Stockung im Atemfluss. Die Gesichtsmuskulatur bleibt während der Praxis entspannt, der ganze Körper locker. Bleiben Sie in der entspannten Aufrichtung.

Tipp: Es heißt, dass Atemübungen besonders in den frühen Morgenstunden wirksam sind, weil die Luft dann rein und erfüllt ist von Prana, bzw. Chi, das wir ja ebenfalls über die Luft aufnehmen. Probieren Sie doch einmal aus, ob diese Behauptung stimmt und stellen Sie sich vor, wie Sie durch die frische Luft zusätzliches Chi erhalten. Versuchen Sie, sich gedanklich auszumalen, wie jede Zelle Ihres Körpers mit dieser feinstofflichen Energie versorgt wird und Ihr ganzes Sein davon erfüllt wird.

Der geistige Yogaweg

Der Seher ist von großer Reinheit und nicht dem Wandel unterworfen. Um wahrzunehmen braucht er aber immer die Hilfe des Geistes.

(YOGASUTRA 2.20.[13])

Alle Übungen dieses Buches dienen dazu, dem eigentlichen Ziel im Yoga näher zu kommen: tiefste Selbsterkenntnis und geistige Freiheit zu erlangen (Yogasutra 1.3). Im Yoga[14] wird zwischen zwei grundlegenden Prinzipien unterschieden, die die Wirklichkeit bilden:

Purusha: die Geistseele oder der Geist, das reine Bewusstsein, das innere Selbst.

Prakrti: die Urmaterie, aus der alle weiteren Elemente der Natur gebildet werden.

Sämtliche psychischen Funktionen wie das Ich-Bewusstsein, der Verstand oder die Intelligenz sowie alle sinnlichen Wahrnehmungen wie Schmecken, Riechen, Hören, Fühlen und Sehen werden als Teil von *Prakrti* und somit der materiellen Welt zugehörig angesehen. Nur *Purusha,* die Geistseele, ist in der Lage, reines Bewusstsein zu ermöglichen, indem sie die Inhalte – Gedanken, Gefühle, Körperempfindungen, Wahrnehmungen etc. – widerspiegelt, die vom psychischen Apparat erzeugt und dargeboten werden.[15] Das Ziel des Yoga besteht darin, die Geistseele, das reine Bewusstsein, als unser wahres authentisches Selbst zu erkennen. Diese Art der Selbsterkenntnis geht über die psychologische Selbsterforschung hinaus. Hier gibt es kein Objekt, d.h. keinen Gegenstand der Wahrnehmung mehr, sondern nur noch das erkennende Selbst. Die höchste Form der Selbsterkenntnis ist nur möglich, wenn alle seelisch-geistigen Vorgänge vollkommen zur Ruhe kommen, weil die Geistseele sonst mit Phänomenen identifiziert bleibt, egal wie „spirituell" oder „heilig" sie auch sein mögen. Dieses hohe Ziel sollten Sie bei Ihrer Praxis immer im Hinterkopf behalten, um sich nicht von auftauchenden Phänomenen – so schön sie auch sein mögen – auf dem Weg abhalten zu lassen.

Die Yin-Yoga-Praxis, das lange Verweilen in den einzelnen Asanas und das Loslassen von Leistungsansprüchen und Gedanken – auch in Form von Plänen und Wünschen – ist ein wertvoller Schritt, um *Citta,* den Geist, zu beruhigen. Dies wiederum führt, wie im *Yogasutra* beschrieben, sowohl auf der körperlichen als auch auf der geistigen Ebene zu einem tiefen Reinigungsprozess. Körperlich werden im Yin-Yoga tiefste Gewebeschichten erreicht, auf der geistigen Ebene kommt es zu einer größeren Bewusstwerdung der eigenen Denk-, Gefühls- und Verhaltensstrukturen. So werden sich Ihre Wahrnehmungsfähigkeit und Ihre Selbsterkenntnis immer weiter verfeinern, und Sie kommen dem reinen Gewahrsein näher.

Der Geist und seine Aktivitäten

Für den Geist verwendet Yoga das Wort *Citta. Citta* hat weder einen bestimmten Ort, noch eine bestimmte Form, die sich beschreiben lassen. Es kann nur durch seine Tätigkeiten, die *Cittavṛtti,* wahrgenommen werden. Sie äußern sich durch richtige Wahrnehmung, Erkennen oder falsche Wahrnehmung, durch Verblendung oder Vorstellung, durch Imagination, durch Tiefschlaf und durch Erinnerung.

Diese Bewegungen des Geistes ähneln der Anziehungskraft eines Magneten, den wir nicht sehen, aber dessen Wirkung wir spüren. Die *Cittavṛtti* können dazu führen, dass unser Geist noch unruhiger wird oder aber mehr zur Ruhe kommt. *Citta* ist einerseits fähig, uns zu verblenden, kann andererseits aber auch zur unmittelbaren Erkenntnis des reinen Gewahrseins führen. Dies ist allerdings nur möglich, wenn *Citta* still ist und nicht wertend die Wahrnehmung durchlässt. Dies können wir nur durch eine Praxis erreichen, die aus beharrlichem Üben, *Abhyāsa,* und Gleichmut, *Vairāgya,* entsteht. Gemeint ist kein ehrgeiziges, zwanghaftes Üben, sondern ein konstantes Üben gepaart mit einer Haltung tiefer Demut. Darüber hinaus haben wir keinen Einfluss auf die äußeren Umstände in unserem Leben. Diese gilt es mit Gleichmut anzunehmen. Die höchste Stufe des Gleichmuts erreichen wir dann, wenn wir *Purusha,* das innere Selbst, erfahren.

Hindernisse auf dem Yogaweg

Dem Ziel des Yoga kommen wir durch unsere regelmäßige, gleichmütige Praxis näher. Es gibt aber auch Steine auf diesem Weg, die uns stolpern lassen. Sie werden im *Yogasutra* als *Klesha*s beschrieben. Gemeint sind tief sitzende Kräfte, die unser Tun und Denken beeinflussen, Leid erzeugen können und dann zu innerer und äußerer Unruhe führen, je nachdem, wie stark sie sind. *Kleshas* sind kosmische Urkräfte, die jedem Menschen innewohnen und die durch uns hindurchwirken können. Sie gehören von Beginn an zum menschlichen Dasein und sind tief in uns verankert. Es muss nicht unbedingt sein, dass ein Mensch die Wirkung dieser Kräfte bewusst erlebt. Manchmal werden die Folgen der *Kleshas* von unseren Mitmenschen bewusster wahrgenommen als von uns selbst.

Falsches Verstehen (Avidya): Damit ist unsere subjektive Sicht gemeint, die die Dinge immer anders sehen will, als sie tatsächlich sind. Selbst wenn wir glauben, eine Sache objektiv zu betrachten, so sind es doch viele Faktoren wie Kultur, Erziehung, Biografie etc. die uns davon abhalten. Diese subjektive Sicht kann sich auf ganz unterschiedliche Weise ausdrücken. Das erste Klesha, falsches Verstehen, ist dem Sutra zufolge der Ursprung aller anderen Kleshas und somit das Haupthindernis für mehr innere Ruhe und Zufriedenheit.

Ein irrtümliches Verständnis von der eigenen Person, Egoismus (Asmita): Damit ist die falsche Einschätzung der eigenen Person gemeint. Dieses zweite Hindernis hängt unmittelbar mit dem ersten zusammen; was wir denken, fühlen und wie wir handeln und uns dabei selbst wahrnehmen, wird ebenfalls stark durch die genannten Faktoren wie Kultur, Erziehung, Biografie etc. geprägt.

Anziehung, Gier (Raga): Hier geht es darum, dass aus einer freudvollen Erfahrung ein drängendes Verlangen werden kann.

Abneigung, Vermeidung (Dvesha): Wir lehnen etwas ab, ohne seine wahre Natur zu kennen und versuchen, diese Situationen, Menschen oder Dinge zu vermeiden.

Angst (Abhinivesha). Ein angeborenes Angstgefühl, dass jedem Menschen, sogar Weisen innewohnt. Es heißt auch, dass dieses zu den Hindernissen zählt, welche am schwierigsten abzubauen sind.

Der achtstufige Pfad

Wir können Blockaden in unserem Geist schrittweise auflösen, indem wir die verschiedenen Aspekte des Yogaweges üben und uns mit den einzelnen Gliedern intensiv auseinandersetzen. Dann wird das Licht des Verstehens immer strahlender leuchten, und der Unterschied zwischen dem in uns, das erkennt, und dem, was dadurch wahrgenommen wird, erscheint immer offensichtlicher.

(YOGASUTRA 2.28)[16]

Im Sinne des *Yogasutra des Patanjali* geht es nicht darum, die *Kleshas* zu unterdrücken, sondern sich bewusst zu machen, dass sie immer vorhanden sind, sie durch Achtsamkeit zu erkennen und zu lernen, mit ihnen umzugehen.

Das Sutra zeigt verschiedene Hilfsmittel auf, die uns darin unterstützen können, eine Situation zu unterbrechen, in der eine *Klesha* wieder durch uns hindurchwirkt. Eines davon ist der achtstufige Pfad, den Patanjali als *Ashtanga* bezeichnet. Hier werden acht Ansätze beschrieben, die alle Dimensionen des menschlichen Seins berücksichtigen. Alle sind gleichwertig; nur wenn wir sie alle beachten und in unser Leben integrieren, können wir Freiheit und inneren Frieden erlangen. Somit könnte man diesen Pfad auch mit einem Rad vergleichen, bei dem jede Stufe eine Speiche darstellt, die zur Mitte führt, im yogischen Sinn zur Erfahrung des reinen Gewahrseins. Der achtstufige Pfad setzt sich folgendermaßen zusammen:

Yama: moralische und ethische Verhaltensregeln, die sich auf den Umgang mit anderen Menschen beziehen und ein friedvolles Miteinander möglich machen.

Niyama: eine positive Empfehlung, wie wir im Sinne des Yoga mit uns selbst umgehen sollten.

Asanas: die einzelnen Körperstellungen. Ursprünglich wurden sie praktiziert, damit der Yogi über einen langen Zeitraum hinweg schmerzfrei im Meditationssitz bleiben konnte. Heute werden sie – losgelöst vom achtstufigen Pfad – vor allem als körperliche Übung gesehen.

Prāṇāyāma: die bewusste Lenkung des Atems in einer uns angenehmen aufrechten Sitzhaltung.

Pratyāhāra: das Zurückziehen bzw. die Beherrschung der Sinne. Dies macht den Yogapraktizierenden unempfänglich für die Reize der Außenwelt.

Dhāraṇā: Konzentration. Damit ist gemeint, dass der Mensch seinen Geist ausschließlich auf ein Objekt ausrichtet. Dabei kann das Objekt einfach oder komplex sein, ein Gegenstand wie eine Kerze, ein Wort wie die heilige Silbe *OM* oder auch das Bild einer Gottheit oder eines Guru/Lehrers.

Dhyāna: Meditation. Alle Aktivitäten des Geistes sind in einem ununterbrochenen Fluss nur auf dieses eine Objekt ausgerichtet. Je tiefer wir in der Meditation versinken, desto mehr tritt unser Ich in den Hintergrund und desto mehr kommen wir mit dem in Kontakt, was hinter all unseren Rollen, die wir im Alltag spielen, liegt: das reine Gewahrsein.

Samadhi: das Erleben des reinen Gewahrseins, der Geist kommt völlig zur Ruhe. Der Zustand des *Samadhi* befindet sich jenseits der Begrifflichkeit und kann nicht in Worte gefasst werden. Eine solche Erfahrung kann nicht mit dem Verstand herbeigeführt oder erzwungen werden.

Die Meditation – Den Geist beruhigen und die Gehirnfunktionen verändern

Wie durch das *Yogasutra des Patanjali* deutlich wurde, zählt Yoga zu den spirituellen Traditionen, die am Geist ansetzen und die Praxis von Asanas und Pranayama ergänzend hinnehmen. Das Ziel des Yogaweges besteht darin, die eigenen Denkmuster, Verhaltensweisen und Gefühle grundlegend zu verändern, damit unser Geist vollkommen zur Ruhe kommt.

Was Patanjali vor Jahrtausenden unmittelbar erfahren hat, bestätigen heute Neurologen und Mediziner: Meditation und Yoga beruhigen erwiesenermaßen den Geist und verändern dadurch positiv und nachhaltig die Gehirnfunktionen. Die mit Hilfe modernster bildgebender Maßnahmen gemachten Beobachtungen, insbesondere die Messungen des regionalen zerebralen Blutflusses, haben das Verständnis von Vorgängen im menschlichen Gehirn während der Yogapraxis und der Meditation revolutioniert, da man nun offensichtliche Beweise dafür hat, dass jeder Gedanke und jedes Gefühl im Gehirn registriert wird und sich die elektrochemische Aktivität in den verschiedenen Hirnarealen verändert. Während man früher davon ausging, dass unser Gehirn ein statisches Gebilde sei, weiß man heute, dass es unglaublich wandelbar ist und sich bewusst verändern lässt.

Es liegt an uns selbst, mit welchen Gedanken und Gefühlen wir unser Gehirn „füttern". Es hängt von uns selbst ab, ob wir ihm die Chance geben, sich bewusst in eine positive Richtung zu entwickeln oder ob wir zulassen, dass die Entwicklung stagniert, weil wir immer wieder die gleichen negativen Gedanken denken. Durch Meditation können wir unsere Gehirnfunktionen nachweislich verbessern, da bei diesem Vorgang die Nervenbahnen neu verdrahtet werden. Die Meditation steht laut neuesten Erkenntnissen aus der Neurowissenschaft sogar nachweislich an erster Stelle bei der Verbesserung kognitiver Wahrnehmung, die darin besteht, Signale der Umwelt differenzierter wahrzunehmen und entsprechend zu verarbeiten, was uns leichter entspannen lässt.

Wertfreie Selbstwahrnehmung

Während der Meditation lernen Sie, sich selbst zu beobachten, ohne sich in irgendeiner Weise in das, was auftaucht, zu verstricken oder es zu verurteilen. Sie nehmen wahr, was Sie denken, und Sie werden sich Ihrer eigenen Denk-, Gefühls- und Reaktionsmuster bewusst. All dies betrachten Sie kontemplativ aus einem inneren Abstand heraus, so als würden Sie einen Film vor sich abspulen lassen, in dem Sie aber nicht mitspielen. Das, was Sie im Lauf der Zeit erfahren und als heilsam erleben werden, ist der sich fortsetzende Prozess der Desidentifikation mit dem, was geschieht. So lernen Sie, die Dinge anzunehmen, wie sie sind.

Wenn Sie Ihre Gefühle und Gedanken beobachten, die als Reaktion auf etwas erscheinen, was Sie gesagt oder getan haben, werden Sie erkennen, wodurch Ihr Leid entsteht und was es braucht, um sich davon zu befreien. Sie werden sich mit der Zeit für eine Haltung entscheiden können, die Ihnen und anderen kein Leid mehr verursacht und die Sie mehr und mehr mit dem reinen Gewahrsein in Kontakt bringt.

Erfahrungen während der Meditation

Um mit dem im Yoga angestrebten Geschmack reinen Gewahrseins in Kontakt zu kommen, müssen wohl die meisten von uns erst verschiedene Stufen der Entwicklung durchlaufen. In den letzten Jahren wurden zahlreiche Untersuchungen über die Auswirkungen von Yoga und Meditation angestellt. So hat man die Erfahrungen während der Meditation in fünf Stufen unterteilt:

1) **Hindernisse:** Unruhe, Langeweile, Motivations- und Konzentrationsprobleme

2) **Entspannung:** Wohlbefinden, ruhige Atmung, wachsende Geduld, Ruhe

3) **Konzentration:** Achtsamkeit, kein Anhaften an Gedanken, Leichtigkeit, Einsichten, Gleichmut, Freude

4) **Essentielle Qualitäten:** Klarheit, Wachheit, Liebe, Hingabe, Verbundenheit, Demut, Gnade, Dankbarkeit, Selbstakzeptanz

5) **Nicht-Dualität:** reines Gewahrsein, Gedankenleere, Einssein, Leerheit, Grenzenlosigkeit, Transzendenz von Subjekt und Objekt[17]

Vorbereitende Übung für die Meditation

Die Meditation gelingt dann leicht, wenn sie durch die regelmäßige Praxis von Yin-Yoga und Atemübungen gut vorbereitet wird. Manchmal kommen wir nicht sofort hinein und werden ungeduldig, dann ist es wichtig, alle Vorstellungen, Wünsche und Ziele loszulassen.

Der Neuropsychologe Rick Hanson hat herausgefunden, dass sich bereits einige vorbereitende Übungen vor einer Meditation positiv auf das Gehirn auswirken und dafür sorgen, dass es sich weiterentwickelt in eine Richtung, die zu mehr Entspannung und Wohlbefinden führt. Berücksichtigen Sie deshalb die folgenden Punkte vor Ihrer Meditation – oder auch vor Ihrer Yin-Yoga-Praxis:

Formulieren Sie eine Absicht, wie beispielsweise:

Möge meine Praxis meinen Körper dehnbarer machen, meinen Geist öffnen und mein ganzes Sein stärken.

Eine solche Absicht wirkt sich positiv auf den Frontallappen im Gehirn aus. Dadurch wird er dazu angeregt, die der Orientierung und Vorbereitung dienenden Nachrichten an das ganze Gehirn zu senden, mit dem Ziel, den gesamten Organismus langfristig zu entspannen.

Entspannen Sie Ihren Körper

Atmen Sie bewusst länger aus als ein mit der Vorstellung, dass alle Anspannung aus Ihrem Körper weicht. Dies führt dazu, dass der Parasympathikus aktiviert wird, jener Teil des Nervensystems, der uns beruhigt.

Vergegenwärtigen Sie sich einen sicheren Ort

Stellen Sie sich vor, dass Sie an einem Ort sind, an dem Sie sich geborgen und sicher fühlen; an dem Sie sich entspannen und Ihre Aufmerksamkeit ganz nach innen richten können. Eine solche Vorstellung beruhigt Gehirn und Nervensystem. Normalerweise suchen wir instinktiv den Horizont nach Gefahren ab.

Im Anschluss daran können Sie mit Ihrer eigentlichen Yoga- oder Meditationspraxis beginnen.

Achtsamkeitsmeditation – *Vipassana*

Es gibt zahlreiche Formen der Meditation. *Vipassana* ist die Meditation, die uns persönlich am wirkungsvollsten erscheint. Hier lernen Sie, Ihre eigenen Körperempfindungen, Gedanken und Gefühle zu beobachten, zu benennen und sich von der Identifikation mit ihnen zu lösen. Diese Meditation verhilft uns zu mehr Bewusstheit und unterstützt uns auch in der Yin-Yoga-Praxis, den Geist mehr und mehr zur Ruhe zu bringen und im gegenwärtigen Moment zu bleiben. Dies ist sowohl auf der Yogamatte als auch im Alltag eine wertvolle Unterstützung. Normalerweise bewerten, kommentieren und beurteilen wir alles, was uns begegnet. In der *Vipassana*-Meditation wird das, was wir wahrnehmen, einfach nur benannt. Dadurch lernen Sie, den „Inneren Beobachter" zu entwickeln und sich selbst und andere besser zu akzeptieren und den Geist ruhiger werden zu lassen

Anleitung:
Setzen Sie sich aufrecht hin, sodass Sie frei atmen können.

Konzentrieren Sie die Aufmerksamkeit auf das Spüren des Atems. Bemerken Sie, wenn die Gedanken abschweifen, und bringen Sie Ihre Aufmerksamkeit immer wieder zum Atem zurück.

Tauchen Gedanken auf, die sich nicht sofort auflösen, sobald Sie sie bemerken, benennen Sie diese. Sagen Sie innerlich sanft „denken" – und wieder geht es zurück zum Atem.

Wenn Sie darin geübter sind, können Sie die Gedanken auch etwas differenzierter benennen: „planen" oder „erinnern" oder „zweifeln". Dies wird Ihnen helfen, Abstand von den Inhalten der Gedanken zu bekommen. Kehren Sie nach dem Benennen gleich mit der Aufmerksamkeit zum Atem zurück. Er ist Ihr Anker für den gegenwärtigen Moment.

Wenn neue Gedanken auftauchen und Sie diese wahrnehmen, benennen Sie auch diese, so lange, bis die Meditationszeit vorüber ist.

Genauso verfahren Sie mit Gefühlen oder Körperempfindungen. Nehmen Sie diese bewusst wahr und benennen sie, was auftaucht, ohne sich damit zu identifizieren.

Dauer: 30 Minuten

Wirkung: entspannt den Körper, klärt den Geist und schärft den Verstand.

Darauf sollten Sie achten: Schenken Sie dem Benennen der Gedanken oder Gefühle nicht Ihre ganze Aufmerksamkeit, sondern bleiben Sie immer in Verbindung mit dem Atem; Sie laufen sonst Gefahr, sich im Analysieren der einzelnen Phänomene zu verlieren.

Tipp: Bei der Achtsamkeitsmeditation unterteilt man in die „formelle" Meditationspraxis, bei der man auf dem Kissen mit geschlossenen Augen meditiert und der „informellen" Praxis, die im Alltag stattfindet. Nehmen Sie sich immer wieder die Zeit, auch im Verlauf des Tages zu benennen, was Sie gerade tun: Denken. Planen. Ärgern. Hören. Sehen. Schmecken. Eine solch wertfreie Beobachtung der eigenen Geistes- und Gedankenaktivität ist besonders hilfreich, wenn Sie sich gedanklich irgendwo festgebissen haben. Durch das Benennen schaffen Sie automatisch einen Abstand zwischen sich und den Inhalten der Gedanken.

Die Herz-Meditation

Anleitung:
Atmen Sie langsam tief ein und aus. Bleiben Sie mit Ihrer ganzen Aufmerksamkeit bei der Atmung. Pausieren Sie am Ende der Ausatmung, bis der Körper von sich aus nach einem neuen Atemzug verlangt. Stellen Sie sich dabei bildlich vor, dass Sie durch Ihr Herz atmen und ihm mit dem Einatmen frische und reinigende Luft zuführen. Während Sie ausatmen, stellen Sie sich vor, wie alle belastenden Gefühle, Gedanken, Sorgen und Ängste Ihr Herz verlassen. Achten Sie nun darauf, wie sich ein Gefühl von Wärme, Dankbarkeit und Liebe in Ihrem Körper ausbreiten. Sie können sich auch einen Menschen vorstellen, den Sie lieben, ein Tier, das Ihnen sehr am Herzen liegt, oder einen Tag aus Ihrem Leben, an dem Sie sehr glücklich waren. Solche Erinnerungen lösen positive Gefühle aus und entspannen.

Dauer: 5 – 20 Minuten.

Wirkung: beruhigt Körper und Geist und reinigt das Herz.

Darauf sollten Sie achten: Durch Übungen wie diese werden Sie offener. Lassen Sie alles zu, was auftauchen möchte, was da sein will, auch Emotionen wie z. B. Traurigkeit. Versuchen Sie aber, sich nicht in den Geschichten zu verlieren, die sich damit einhergehend vielleicht melden.

Die umfassende Wirkung von Yin-Yoga auf den Geist

Die mentalen Muster (Vrittis) können durch Praxis (Abhyasa) und die innere Haltung des Losgelöst-Seins zur Ruhe gebracht werden. Losgelöst-Sein (Vairagya) ist ein Zustand, in dem völlige Wunschlosigkeit erreicht wird in Bezug auf Gesehenes und Gehörtes, selbst im Blick auf das, was in den Schriften vermittelt wird.

(YOGA SUTRA 4.12 UND 4.15[7])

Die regelmäßige Praxis wird sich nach und nach auf Ihren Geist und Ihr ganzes Sein auswirken. Manchmal merken Sie bereits während der Yogapraxis, dass Sie ruhiger und entspannter geworden sind. Ein anderes Mal wird Ihnen bewusst, dass Sie in den Haltungen leichter ablenkende Gedanken loslassen können.

Sie werden im Alltag in Situationen, die Sie früher gestresst, aufgebracht oder geärgert haben, feststellen, dass etwas in Ihnen nicht mehr so stark auf das reagiert, was Ihnen gerade passiert. Sie werden insgesamt zufriedener. Im Einzelnen fördert die Praxis folgende Aspekte:

Achtsamkeit: Ihre Fähigkeit, über einen immer länger werdenden Zeitraum achtsam bei dem zu sein, was Sie gerade tun – sowohl auf der Yogamatte als auch im Alltag – wird sich zusehend ausdehnen.

Entspannung: Durch das lange Halten der Positionen im Yin-Yoga erhält Ihr Parasympathikus die Information, dass er entspannen darf. Das wirkt sich auf Ihr gesamtes Nervensystem aus und sorgt auch dafür, dass Sie mental mehr und mehr loslassen können. Durch Yin-Yoga lernen Sie, dass Sie einfach „sein" dürfen, statt immer etwas „leisten" zu müssen. Es gibt kein Ziel, wo wir hin „müssen". Yin-Yoga heißt: Entspannung geht vor Perfektion. Diese wohltuende Erfahrung werden Sie auch mit in den Alltag nehmen.

Flexibilität: Wenn Sie dem Körper die Chance geben, immer weiter in die körperliche Dehnung zu entspannen, wird die Flexibilität automatisch folgen. Dadurch fühlen Sie sich nicht nur im Körper geschmeidiger, sondern Sie werden auch im Geist weiter und im Denken beweglicher.

Gelassenheit: Yin-Yoga macht Sie im Alltag gelassener. Das innere Reservoir an Stärke wird aufgefüllt und Ihre Belastbarkeit nimmt zu. Sie beginnen, tiefer in sich zu ruhen, anstatt auf jeden Reiz anzuspringen. Dadurch erleben Sie, dass sich manches von ganz allein erledigt. Sie beginnen zu verstehen, dass alles im Leben entsteht und vergeht. Sie lernen anzunehmen, was ist, und darauf zu vertrauen, dass „so wie es gerade ist" sich als richtig für Ihre persönliche Entwicklung erweist. Durch dieses Verständnis fällt Leistungsdruck – sowohl im Yoga als auch im Alltag – von Ihnen ab: Sie dürfen so sein, wie Sie sind. Sie lernen, zum Beobachter Ihrer eigenen Gedanken, Gefühle und Körperempfindungen zu werden und ihnen gegenüber Gleichmut zu entwickeln.

Konzentration: Die Praxis erhöht Ihre Konzentrationsfähigkeit und Ihre Kreativität. Herausforderungen werden Sie leichter und souveräner meistern.

Mitgefühl: Durch die Praxis entwickeln Sie nach und nach mehr Mitgefühl für sich selbst und andere Menschen. Sie können Ihre eigenen Verhaltensweisen oder die der Anderen besser nachvollziehen, ohne sie zu verurteilen. Sie fangen an, mit dem Herzen zu sehen. Durch das tiefe Nach-innen-Schauen beginnen Sie zu verstehen, warum etwas passiert ist oder weshalb ein Mensch so gehandelt hat, wie er gehandelt hat. Dadurch können Sie leichter Situationen und – weitergefasst – auch die Vergangenheit loslassen und sich bedingungsloser öffnen für das, was Ihrem wahren Wesen entspricht.

Offenheit: Menschen, die Yin-Yoga praktizieren, werden mit der Zeit offener im Geist; ihre Einstellung anderen Menschen gegenüber wird toleranter. Ihre Reaktionen auf schwierige Umstände sind ruhiger, offener und dadurch überlegter. Sie werden neugieriger für den Facettenreichtum, den das Leben mit sich bringt, und dadurch neue Seiten an sich selbst und anderen Menschen entdecken.

Selbstkontrolle: Durch das lange Halten der Positionen ziehen Sie sich für kurze Zeit von der äußeren Welt zurück. Dadurch lernen Sie, Ihre Sinne besser zu kontrollieren, sodass Sie nicht mehr sofort auf jeden Reiz reagieren müssen. Das führt zu einer Entspannung Ihres ganzen Seins. Dies ist wohl eine der schwierigsten Herausforderungen. Selbst in der *Bhagavad Gita*, einer weiteren wichtigen Schrift, heißt es: „Die unruhigen Sinne lenken sogar den Geist des Weisen ab.“ (Kap. 2, Vers 60)[8]

Unterscheidungsvermögen: Ihre Wahrnehmung wird sich verbessern und Ihre Beobachtungsfähigkeit wird geschärft. Sie erkennen eher, was wichtig ist in Ihrem Leben, was Sie wirklich brauchen und was Ihrem Glück im Wege steht. Sie erfahren, dass Sie selbst der Schöpfer Ihres eigenen Lebens sind. Dadurch werden Entscheidungen leichter gefällt, was zu einer größeren Zufriedenheit in allen Bereichen führt.

Schnell & leicht – Übungen für zwischendurch

Sie können noch so begeistert vom Yin-Yoga sein, doch Ihr Terminkalender erlaubt es Ihnen nicht immer, eine Stunde am Tag zu praktizieren. Für solche Zeiten haben wir Ihnen ein effektives Kurzprogramm zusammengestellt. So viel Zeit sollten Sie sich täglich wert sein! Schon ein 20-Minuten-Programm bringt Ihr *Chi* in Fluss. Weniger ist immer mehr als gar nichts! Außerdem haben Untersuchungen ergeben, dass bereits täglich fünfzehn Minuten Yoga- und Meditationspraxis ausreichen, um das Nervensystem zu entspannen, das Gedächtnis zu verbessern, Schlafstörungen zu lindern und den Alterungsprozess zu verlangsamen.

Wie Sie Ihr *Chi* in Fluss bringen – Drei Kurzprogramme à 20 Minuten

Einzelne Asanas können Sie nach einem langen Tag machen oder in Kombination mit der Ausgleichsstellung ausüben.

Kurzprogramm Nr. 1 – Entspannung im Alltag

Diese Asanas beruhigen das Nervensystem, lindern Schlafstörungen und unterstützen Sie besonders darin, nach einem Arbeitstag zu sich zu kommen.

Yin-Yoga-Asanas:
Butterfly • Halber Butterfly • Sitzende Vorbeuge • Der Tisch als Ausgleichshaltung • Kurze Endentspannung

Atemübung: *Bhramari*

Meditation: Die Stille erleben
Setzen Sie sich aufrecht und entspannt hin und beobachten Sie Ihren natürlichen Atemrhythmus. Nehmen Sie ganz bewusst wahr, wie sich das Bienensummen auf Ihren Körper auswirkt.

Wenn Sie möchten, gehen Sie abschließend noch einmal in die Stellung des Kindes, *Balasana*. Dabei liegt der Kopf entspannt auf dem Boden. Rollen Sie sich dann zur Seite in die Embryostellung, ganz geborgen wie ein Baby im Mutterleib. Erlauben Sie sich, das wohlige Gefühl der Sicherheit und Vertrautheit entstehen zu lassen, und bleiben Sie dabei ganz still.

Beobachten Sie Ihre Atmung liebevoll, lassen Sie aufkommende Gedanken vorbeiziehen. Lassen Sie den Tag mit all seinen Höhen und Tiefen gehen und genießen Sie die Ruhe – einfach nur zu SEIN!

Kurzprogramm Nr. 2 – Energie tanken

Diese Asanas füllen Ihre Energiespeicher wieder auf, besonders an Tagen, an denen Sie sich müde und lustlos fühlen. Sie ist besonders effektiv in auslaugenden Zeiten.

Yin-Yoga-Asanas:
Butterfly • Sphinx und Nachspüren in der Bauchlage • Stellung des Kindes als Ausgleichspose • Halber Butterfly • Happy Baby • Knie zum Brustkorb

Atemübung: *Ujjayi*

Meditation: Tratak (Kerzenmeditation)

Anleitung: Setzen Sie sich aufrecht und entspannt hin. Schauen Sie dann mit geöffneten Augen, konzentriert, aber mit weichem Blick, ohne zu blinzeln oder die Augenlider zu bewegen, in die Flamme einer Kerze – wenn möglich so lange, bis eine Träne kommt.

Andernfalls legen Sie sich nach 5 Minuten (oder nach eigenem Empfinden) in *Shavasana.*

Kurzprogramm Nr. 3 – Stress abbauen

Diese Asanas sind besonders empfehlenswert, wenn Sie sich unausgeglichen fühlen, ärgerlich oder wütend sind.

Yin-Yoga-Asanas:
Shavasana • *Bananasana* • Korkenzieher • Knie zum Brustkorb
Happy Baby • Knie zum Brustkorb

Atemübung: *Nadi Shodana*

Meditation: Body Scan

Anleitung: Setzen Sie sich aufrecht hin. Richten Sie Ihre Aufmerksamkeit auf den Körper. Scannen Sie ihn mit den Fußspitzen beginnend langsam von unten nach oben ab. Nehmen Sie dabei wertfrei alle Körperempfindungen wahr, die auftauchen. Sie müssen nichts verändern; versuchen Sie einfach, alles anzunehmen, wie es jetzt in diesem Moment gerade ist. Ruhen Sie anschließend noch ein paar Minuten in *Shavasana.*

Entspannend & effektiv – Übungen für den Alltag

Eine regelmäßige Yin-Yoga-Praxis ist eine wunderbare Vorsorge. Gesunde Menschen werden durch sie konzentrierter und leistungsfähiger und sind weniger anfällig. Aber kaum eine(r) von uns bleibt immer von körperlichen Einschränkungen verschont.

Ein häufiger Grund, mit Yoga zu beginnen, ist der Wunsch nach Linderung oder Aufhebung gesundheitlicher Probleme. Dies ist ebenfalls im Sinne des Yoga, Krankheit führt nach Patanjali zur Zerstreuung und gilt daher als Hindernis für die Entwicklung geistiger Stabilität, die wiederum notwendig ist, um in das Reine Gewahrsein zu gelangen.

Empfehlungen für körperliche Beschwerden

Wenn Sie unter körperlichen Beschwerden leiden, werden Sie durch Yin-Yoga schon nach kurzer Zeit der regelmäßigen Praxis eine Erleichterung verspüren. Yin-Yoga kann den Heilungsprozess sowohl bei akuter als auch chronischer Erkrankung unterstützen: Es wird Ihr subjektives Wohlbefinden steigern und auch objektiv zur Verbesserung Ihrer Gesundheit beitragen. Es kann sehr gut mit anderen Yogastilen kombiniert und durch *Pranayama*-Techniken und Meditationen ergänzt werden. Wichtig: Bei gesundheitlichen Störungen bitte unbedingt erst Ihren Arzt konsultieren und die Praxis mit ihm absprechen.

Die vollständige Yin-Yoga-Sequenz wird immer als ganze Einheit 45 – 60 Minuten praktiziert. Einzelne Übungen können jedoch im Alltag bei spezifischen körperlichen Problemen oder einem emotionalen Ungleichgewicht eingesetzt werden. Sie werden bereits eine positive Wirkung vermitteln, jedoch nicht die

Ausführung der ganzen Sequenz ersetzen können. Denken Sie auch bitte stets daran, achtsam und sanft in eine Asana zu gehen und danach eine Ausgleichsposition auszuführen, um ein körperliches Ungleichgewicht zu vermeiden, das dem Körper Schaden zufügen könnte. Die jeweiligen Ausgleichspositionen finden Sie im Praxisteil.

Mit Affirmationen können Sie die Wirkung der Übungen noch verstärken und mit Hilfe der Coachingfragen vielleicht sogar Antworten auf innere Auseinandersetzungen oder schwierige Situationen finden.

Rückenprobleme

Yin-Yoga-Asanas:
Sitzende Vorwärtsbeuge • Halber Butterfly im Sitzen • Butterfly im Sitzen • Happy Baby • Sphinx • Korkenzieher

Affirmation: Ich befreie mich von untragbaren Lasten und stehe aufrichtig zu meinen Entscheidungen.

Mentale Coachingfragen:
Wie aufrichtig bin ich mir und meinen Mitmenschen gegenüber?
Wo setze ich mich selbst unter Druck?
Wie sehr bin ich „verklemmt“ und „steif“, wo fehlt mir hier die Offenheit?

Probleme mit dem Atemapparat

Yin-Yoga-Asanas:
Sitzende Vorwärtsbeuge • Halber Butterfly im Sitzen • Sphinx • *Bananasana* • Korkenzieher • *Shavasana*

Affirmation: Ich erlaube mir ein freies und entspanntes Leben.

Mentale Coachingfragen:
Was schnürt mir die Luft zum Atmen ab?
Bin ich in Harmonie zwischen „Geben" und „Nehmen"?
Was engt mich ein?

Müdigkeit und Erschöpfung

Yin-Yoga-Asanas:
Happy Baby • Sphinx • *Bananasana* • Korkenzieher

Affirmation: Ich atme Kraft und Lebensenergie in meinen Körper. Ich bin voller Kraft und Lebensenergie.

Mentale Coachingfragen:
Was (oder auch wer) in meinem Leben ist der stärkste Energiefresser?
Wie oft am Tag sorge ich für meine innere Ruhe und Stille?
Welchen Sinn hat mein Leben, welche Aufgabe habe ich darin?

Schlafstörungen und Nervosität

Yin-Yoga-Asanas:
Sitzende Vorwärtsbeuge • Butterfly im Sitzen • Stellung des Kindes • *Shavasana*

Affirmation: Es gibt nichts zu tun und mit jedem Atemzug sinke ich immer tiefer und tiefer und tiefer in die Entspannung und Ruhe hinein.

Mentale Coachingfragen:
Kann ich am Abend den Tag bewusst abschließen und auch loslassen Was wäre ich ohne Kontrolle?
Wo fällt es mir schwer, mich fallen zu lassen?

Verdauungsbeschwerden

Yin-Yoga-Asanas:
Sitzende Vorwärtsbeuge • Halber Butterfly im Sitzen • Happy Baby • Korkenzieher • Stellung des Kindes • Knie zum Brustkorb

Affirmation: Anspannung und Entspannung sind in Harmonie.

Mentale Coachingfragen:
Woran halte ich fest?
Was kann ich nicht verdauen?
Kann ich gut Grenzen setzen?

Leichte Übungen für dunkle Tage – bei emotionalem Ungleichgewicht

Sowohl in der TCM, als auch im Yoga und im Buddhismus betrachtet man Emotionen wertfrei. Wut, Ärger oder Ungeduld haben dort den gleichen neutralen Stellenwert wie Freude oder Entzückung. Verurteilen Sie sich deshalb nicht, wenn Sie öfters mal ärgerlich oder wütend werden. Nehmen Sie einfach nur wertfrei und achtsam wahr, was gerade in Ihnen passiert. In dem Moment, in dem Sie selbst oder andere aber unter Ihren Gefühlen leiden, sollten Sie eines der hier aufgeführten Asanas machen.

Ärger, Wut und Zorn

Yin-Yoga-Asanas:
Halber Butterfly im Sitzen • Butterfly im Sitzen • Happy Baby • *Bananasana* • Korkenzieher • *Shavasana*

Affirmation: Ich liebe und akzeptiere mich mit all meinen Sonnen- und auch Schattenseiten.

Mentale Coachingfragen:
Wie gehe ich mit meinen Aggressionen um?
Was macht mich aggressiv?
Wem verschweige ich meinen Ärger?

Neid, Abneigung, Hass, Euphorie

Yin-Yoga-Asanas:
Sphinx • *Bananasana* • Korkenzieher • *Shavasana*

Affirmation: Ich erlaube mir ein Leben voller Liebe, Freude und Leichtigkeit.

Mentale Coachingfragen:
Was macht mir Freude im Leben?
Wieso bin ich jetzt in diesem Moment glücklich?
Ist der Weg, den ich gehe, ein Weg des Herzens?

Sorgen, Grübeln, unruhiges Denken

Yin-Yoga-Asanas:
Happy Baby • Sphinx • Stellung des Kindes • *Shavasana*

Affirmation: Ich erde mich mit jeder Ausatmung und gebe alle krank machenden Gedanken, Sorgen und Glaubenssätze in den Boden ab.

Mentale Coachingfragen:
Was bringt mich aus meiner Mitte heraus?
Was bringt mich wieder in meine Mitte zurück?
Welches Ereignis ist mir in letzter Zeit auf den Magen geschlagen?

Trauer, Kummer

Yin-Yoga-Asanas:
Sphinx • *Bananasana* • Korkenzieher

Affirmation: Ich löse mich aus der Vergangenheit und gebe mich dem Fluss des Lebens voller Vertrauen hin.

Mentale Coachingfragen:
Wie sehr halte ich an alten Dingen, Mustern, Ereignissen, Ritualen fest?
Kann ich aus meiner Komfortzone heraustreten?
Bin ich offen und auch bereit für neue Erfahrungen?

Angst

Yin-Yoga-Asanas:
Sitzende Vorwärtsbeuge • Halber Butterfly im Sitzen • Butterfly im Sitzen • Happy Baby • Sphinx • Korkenzieher • Stellung des Kindes • *Shavasana*

Affirmation: Alles ist gut – ich bin sicher und geborgen.

Mentale Coachingfragen:
Wer/wie wäre ich ohne die Angst?
Wie sehr suche ich nach Anerkennung im Außen?
Kann ich einfach auch einmal das Nichtstun genießen?

Nachwort

Tiefe Zufriedenheit lässt uns grenzenloses Glück erfahren.
(PATANJALI)

Das klassische Yoga, aber auch moderne Formen wie Yin-Yoga, sind dabei, die westliche Welt zu erobern. Dies hat seine berechtigten Gründe: Es wirkt auf Körper, Seele und Geist gleichermaßen. Wer einmal mit der Praxis begonnen hat, wird kaum damit aufhören wollen, weil er früher oder später merkt, dass die Asanas in Verbindung mit Pranayama und Meditation das eigene Leben langsam, aber nachhaltig positiv verändern und der innere Frieden zunimmt. Wer übt, wird offensichtlich ruhiger, ausgeglichener und langfristig auch glücklicher.

Wir würden uns sehr wünschen, dass dieses Buch und die darin aufgeführten Übungen Sie darin unterstützen, sich weniger im Außen zu verlieren und mehr bei sich selbst anzukommen. Und dass unser „Yin-Yoga des Herzens“ Ihnen zeigen kann, dass der Weg das Ziel ist!

Mögen Sie diesen Weg mit Freude gehen. Jeden Tag. Atemzug für Atemzug. Moment für Moment.

Möge Ihr Herz sich öffnen und Ihnen tiefe Zufriedenheit schenken.

Tanja Seehofer und Doris Iding

Dank

„Wie heilsam und schön ist es doch im Leben, sich selbst zu begegnen …"

Was genau damit gemeint ist, lernte ich erst auf sehr unsanfte Weise. Nach einem tiefen Burnout und einer schweren Depression musste ich vor einigen Jahren erkennen, dass ich mich selbst nie gelebt hatte. Ich fragte mich: Wer bin ich eigentlich, was macht mich aus, was trage ich in mir? Ich begab mich auf die Suche. Nach meiner Yogalehrerausbildung, meiner Ausbildung in Humanenergetik und meiner Diplomarbeit zum Mentalcoach durfte ich ein wundervoll herzerfüllendes neues Leben kennenlernen. Hiermit möchte ich nun einigen wichtigen Begleitern und Weggefährtinnen in meinem bisherigen Leben Dank und Wertschätzung aussprechen:

Meinen Teil des Buches möchte ich Michel B. widmen, einem ganz besonderen Menschen. Wir sind gemeinsam durch viele Höhen und Tiefen des Lebens gegangen, und erst jetzt weiß ich, wie wichtig auch die Tiefen waren, um zu erfahren, was die Seele berührt. Danke für Deine liebevollen Inspirationen und die wertvollen Jahre mit Dir.

Große Dankbarkeit verspüre ich meinen Eltern gegenüber; sie stehen immer hinter mir, geben mir Kraft und schenkten mir die tiefen Wurzeln, die ich zum Leben brauche – egal in welcher Lebenslage ich mich befinde.

Danke an meine Schwester Sabrina, sie ist einzigartig, sie macht mir Mut, glaubt an mich und unterstützt mich jederzeit liebevoll mit wertvollem Rat.

Danke an meinem Bruder Thorsten – dafür, dass es ihn gibt und dass er so ist, wie er ist.

Danke an all meine wertvollen Freunde und Freundinnen, die so viel Rücksicht auf mich nehmen und mich immer wieder auffangen. Eine wichtige Rolle spielt mein Freund Erwin Aljukic, er ist mir stets ein großes Vorbild dafür, wie mutig man durchs Leben gehen kann.

Danke an meine wunderbare Mentorin und Yin-Yoga-Lehrerin Christine Ranzinger, sie trägt einen großen Wissensschatz in sich, den sie mir mit viel Liebe weitergibt. Ebenso danke ich meinem großartigen Yin-Yoga-Lehrer und Mentor Josh Summers. Danke an Christine May und Richard Hackenberg für ihre Unterstützung auf meinem bisherigen Yogaweg.

Danke an Dagmar Stuhr, ihren Glauben an mich und für die Möglichkeit, im *AIRYOGA München* zu unterrichten (die Yoga-Fotos im Buch wurden dort aufgenommen). Danke an Susanne Giesse und die *yogalounge* in Pullach. Danke an meine Yogaschuler, die sich mit so viel Mut und Hingabe im Unterricht selbst begegnen und sich von mir begleiten lassen.

Danke an *Mandala Fashion & Yoga Wear Mün*chen für das Sponsoring der Yogabekleidung, ebenso Danke an den Fotografen Christian Krinninger, der die Yogahaltungen für dieses Buch so eindrücklich in Szene gesetzt hat.

Ein ganz besonderen Dank geht auch an Dich, Doris, meine Co-Autorin: Erst durch Dich konnte dieses Buch geschaffen werden, Du hast immer daran geglaubt und auch alles dafür gegeben! Danke für Deine Zeit.

Danke an den Windpferd Verlag, besonders an Monika Jünemann.

Mein Schlusssatz geht ans Leben selbst, an die universelle Kraft, die mich leitet und die mir hilft, mein Leben voller Vertrauen, Dankbarkeit, Demut und Wertschätzung zu leben.

Tanja Seehofer

* * *

Mein Dank geht an meine Co-Autorin Tanja Seehofer. Die Zusammenarbeit war vom ersten Moment an von einer großen Leichtigkeit und Herzlichkeit getragen.

Auch Monika Jünemann möchte ich für die Realisierung des Buches danken und dafür, dass sie einen so außergewöhnlichen und bereichernden Verlag führt wie den Windpferd Verlag. Ein weiterer Dank geht an Katja Kaiser, die das Manuskript gelesen und durch ihre Kürzungs- und Erweiterungsvorschläge bereichert hat.

Doris Iding

Literatur

Arend, Stefanie: *Yin Yoga. Der sanfte Weg zur inneren Mitte.* Schirner Verlag, 3. Auflage, 2013

Baraz, James/ Alexander, Shoshana: *Freude.* Nymphenburger Verlag, 2011

Batchelor, Martine: *Innere Grenzen sprengen. Verhaltensmuster verändern und Gewohnheiten loslassen.* MensSana, 2009

Batchelor, Martine: *Meditation.* Arbor Verlag, 2003.

Bays, Jan Chozen: *Achtsam durch den Tag. 53 federleichte Übungen zur Schulung der Achtsamkeit.* Windpferd Verlag, 2012

Clarke, Bernie: *The complete guide to Yin-Yoga. The Philosophy & Practice of Yin Yoga.* Perseus Books Group, 2012

T.K.V. Desikachar: *Über Freiheit und Meditation. Das Yoga Sutra des Patanjali. Eine Einführung.* Verlag via nova, 1. Auflage 1997

Hanson, Rick & Mendius, Richard: *Das Gehirn eines Buddha. Die angewandte Neurowissenschaft von Glück, Liebe und Weisheit.* Arbor Verlag, 3. Auflage, 2011

Hanson, Rick & Mendius, Richard: *Meditationen, um das Gehirn zu verändern. Wie Sie Ihre neuronalen Bahnen neu verbinden und Ihr Leben transformieren.* (Audio-CD). Windpferd Verlag, 2010

Hanson Rick, *Just 1 Thing. So entwickeln Sie das Gehirn eines Buddha.* Arbor Verlag, 2012

Hilbrecht, Heinz: *Meditation und Gehirn. Alte Weisheit und moderne Wissenschaft.* Schattauer Verlag, 3. Auflage, 2013

Iding, Doris: *Der kleine Achtsamkeitscoach. Wie Sie im Jetzt ankommen und zu wahrer Gelassenheit finden.* GU Verlag, 3. Auflage, 2012

Iding, Doris: *Alles ist Yoga. Weisheitsgeschichten aus dem Yoga.* 3. Auflage, 2010, Schirner Verlag

Iding, Doris: *Die Angst, der Buddha und ich.* Nymphenburger Verlag, 2013

Iding, Doris: *Barfuß Schritt für Schritt.* Windpferd Verlag, 2013

Kabat-Zinn, John & Kesper-Grossman, Ulrike: *Die heilende Kraft der Achtsamkeit.* Arbor Verlag, 2009

Kabat-Zinn, John: *Achtsamkeit und Meditation im täglichen Leben*, Arbor Verlag, 2007

Kabat-Zinn, John: *Zur Besinnung kommen: Die Weisheit der Sinne und der Sinn der Achtsamkeit in einer aus den Fugen geratenen Welt.* Arbor Verlag, 2008

Mithoefer, Biff: *The Yin Yoga Kit. The Practice of Quiet Power.* Healing Arts Press, 2006

Ott, Ulrich: *Yoga für Skeptiker. Ein Neurowissenschaftler erklärt die uralte Weisheitslehre.* O.W. Barth Verlag, 2013

Ray, A. Reginald: *Die Intelligenz des Körpers. Buddhistisch inspirierte Körperarbeit als Schlüssel zur Heilung und Selbstverwirklichung.* Windpferd Verlag, 2010

Skuban, Ralph: *Patanjalis Yogasutra. Der Königsweg zu einem weisen Leben.* Arkana, 2011

Sriram, R.: Patanjali. Das *Yogasutra.* Theseus Verlag, Neuauflage 2013 (www.sriram.de)

Trökes, Anna: *Yoga. Kraft für die Seele.* GU, 2005

Anmerkungen

1 T.K.V. Desikachar: *Über Freiheit und Meditation. Das Yoga Sutra des Patanjali. Eine Einführung.* S. 22

2 Ulrich Ott: *Yoga für Skeptiker. Ein Neurowissenschaftler erklärt die uralte Weisheitslehre. S. 47*

3 Wer der tatsächliche Begründer des Yin-Yoga ist, ist umstritten. Pauley Zinks Ansatz umfasst die gesamte Palette des daoistischen Yoga. Dort ist Yin-Yoga integriert. Sarah Powers hat das sogenannte Insight Yoga entwickelt. Sie hat einen Yin- und Yang-Stil entwickelt und nimmt noch die Fünf Elemente hinzu. Bernie Clarke ist ebenfalls ein wichtiger Yin-Yoga-Lehrer.

4 Ralph Skuban: *Patanjalis Yogasutra. Der Königsweg zu einem weisen Leben.*

5 T.K.V. Desikachar: *Über Freiheit und Meditation. Das Yoga Sutra des Patanjali. Eine Einführung.* S. 29

6 Christine Ranzinger: *Einverstanden sein. Yin Yoga und Meditation.* S. 6

7 Ralph Skuban: *Patanjalis Yogasutra. Der Königsweg zu einem weisen Leben.* S. 275

8 Ralph Skuban: *Patanjalis Yogasutra. Der Königsweg zu einem weisen Leben.* S. 159

9 Georg Feuerabend: *Heilkraft Yoga,* S. 154

10 Ralph Skuban: *Patanjalis Yogasutra. Der Königsweg zu einem weisen Leben.* S. 155

11 Ralph Skuban: *Patanjalis Yogasutra. Der Königsweg zu einem weisen Leben.* S. 155

12 Anna Trökes: *Yoga. Kraft für die Seele.*

13 Ralph Skuban: *Patanjalis Yogasutra. Der Königsweg zu einem weisen Leben.*

14 In der Samkhya-Philosophie, einem der sechs klassischen Philosophiesysteme

15 Ulrich Ott: *Yoga für Skeptiker. Ein Neurowissenschaftler erklärt die uralte Weisheitslehre.* S. 51

16 T.K.V. Desikachar: *Über Freiheit und Meditation. Das Yoga Sutra des Patanjali. Eine Einführung.* S. 77

17 Ulrich Ott: *Yoga für Skeptiker. Ein Neurowissenschaftler erklärt die uralte Weisheitslehre.* S. 54

Die Autorinnen

Tanja Seehofer absolvierte eine Yogaausbildung bei Airyoga in München. Seit einigen Jahren unterrichtet sie nun erfolgreich im In- und Ausland und ergänzt ihre Stunden mit Aspekten aus dem Mentaltraining, Human Energetik, Quantenphysik und Meditation.
Weiter Informationen über Kursangebote unter: www.tanjaseehofer.de

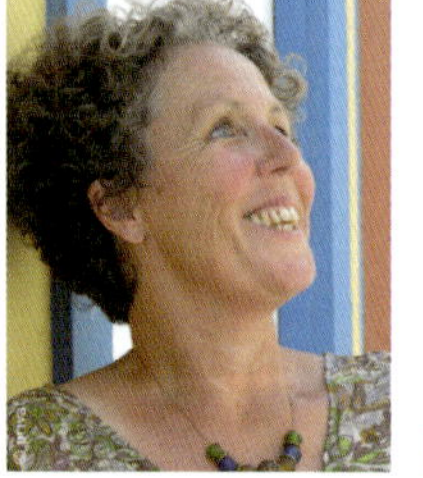

Doris Iding, Ethnologin und Yogalehrerin, arbeitet als Redakteurin für „Yoga aktuell" und ist Buchautorin mit dem Fokus auf Spiritualität und Psychologie, leitet Seminare zum Thema Kreatives Schreiben und Achtsamkeit und unterrichtet als Dozentin bei Yogalehrerausbildungen das Fach Yogaphilosophie.
Weitere Informationen über Kursangebote unter: www.doris-iding.de

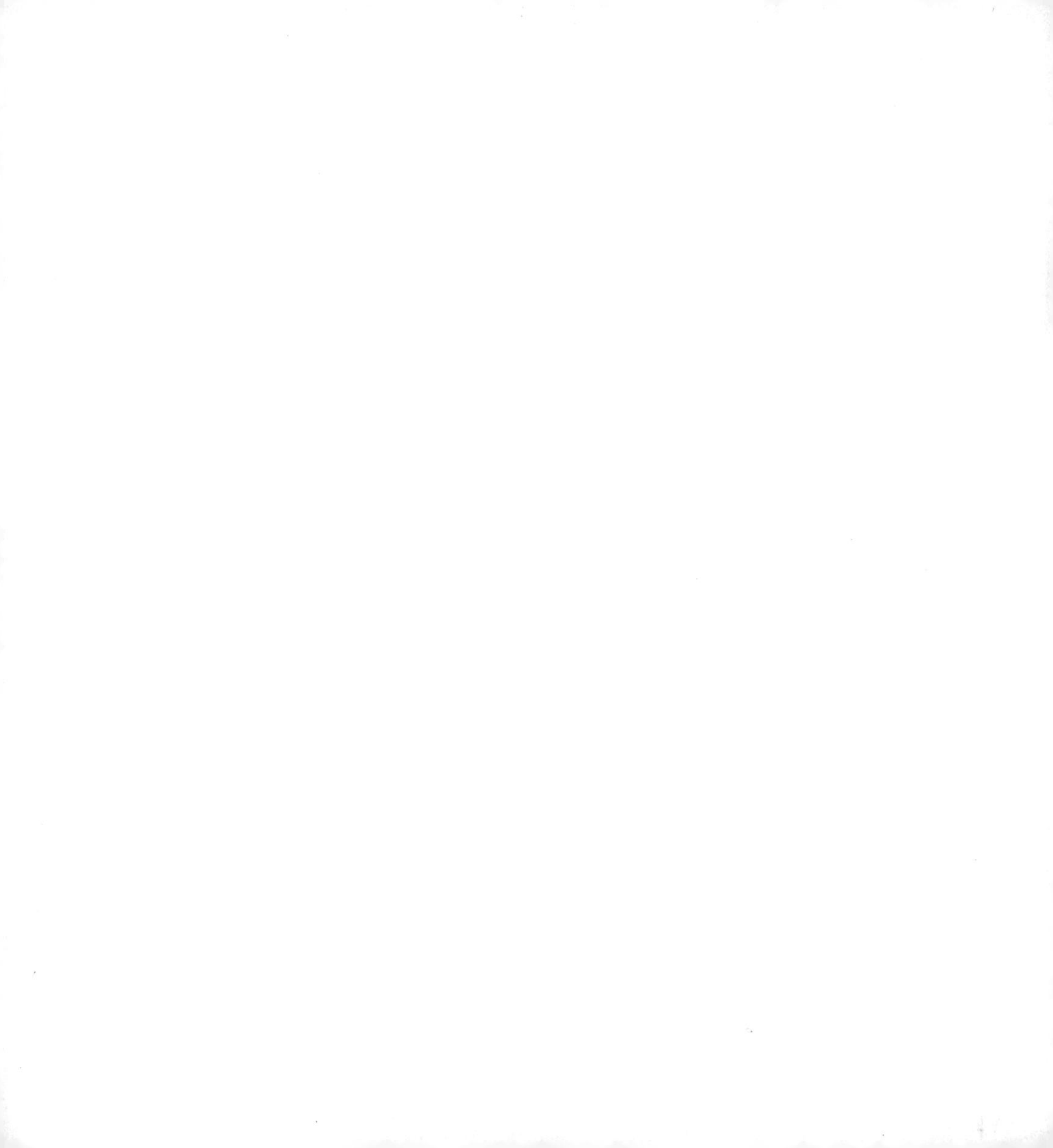